保育を学ぶ人のための
子どもの保健
〔第2版〕

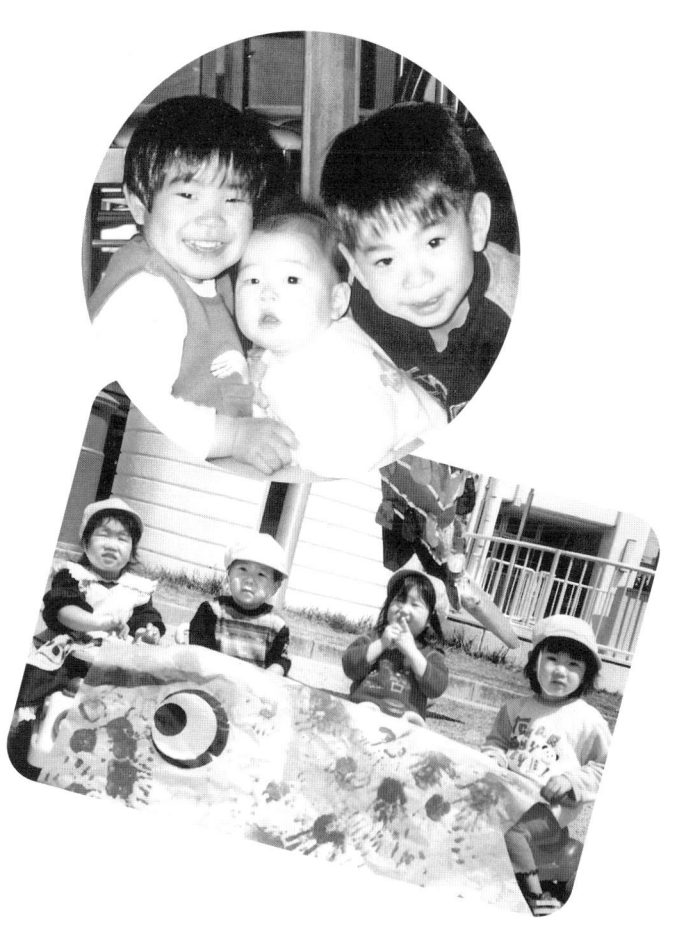

堀　　浩美　樹保
梶　　　　編　美和子
　　　　　　　著

宇梅都本藤岡倉川　弘正幸光里紀
遠高長山　　　共
　　　　　　　著

（五十音順）

JN050579

建帛社
KENPAKUSHA

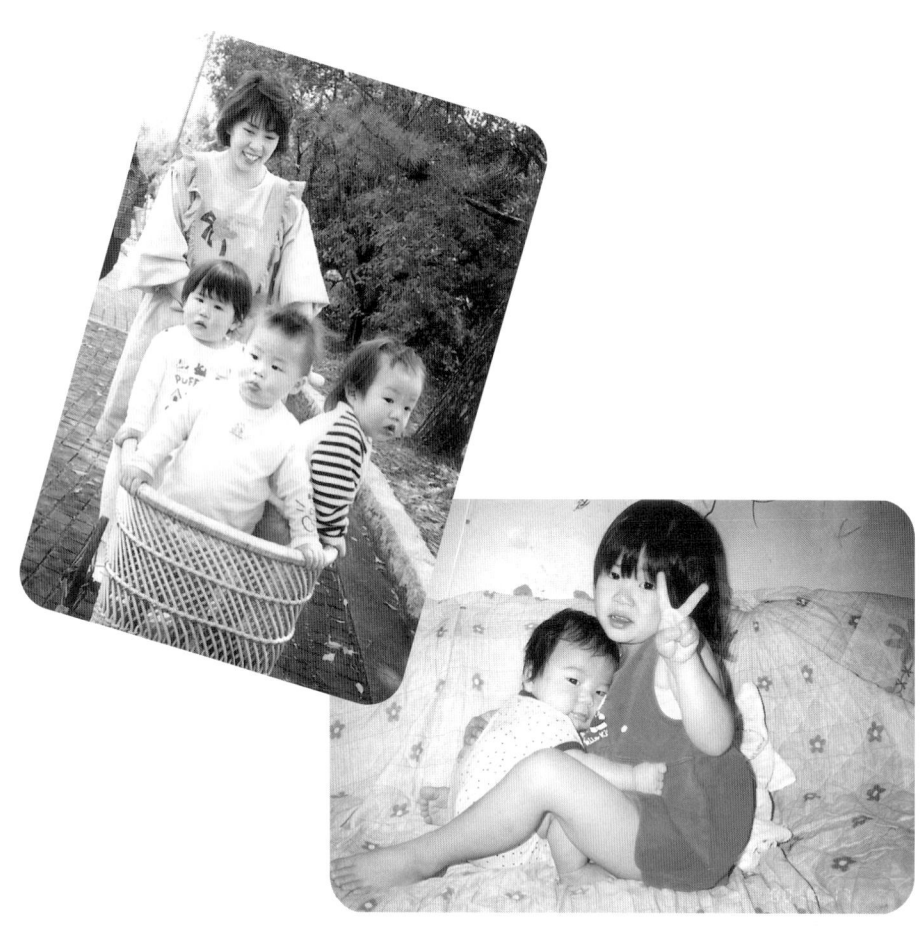

〔執筆分担〕

堀　　浩樹　　第4章1・2

梶　　美保　　第1章，第3章1・2，第4章5

宇都　弘美　　第5章

梅本　正和　　第6章1・2 (1)・3 (1)・4・5

遠藤　幸子　　第2章

高岡　光江　　第3章3・4

長倉　里加　　第6章2 (2)・3 (2)

山川　紀子　　第4章3・4

イラスト

梶　　みちる

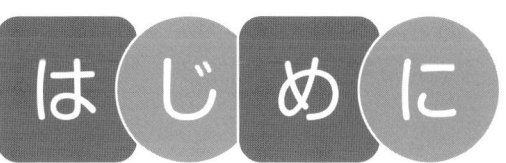

　わが国の保育士養成は，1948年以来70年の歴史があり，保育士養成課程はこれまで6回の大きな見直しが行われている。保育の基準である保育所保育指針の4度目の改定（2017年3月）を受け，新養成課程は2019年4月より適用される。

　新保育士養成課程カリキュラムでは，保育を取り巻く社会情勢の変化，保育所保育指針等の改定等を踏まえ，「より実践力のある保育士の養成に向けて」という副題のもと，具体的な6つの見直しの方向性を述べている。本書で扱う“子どもの保健”については，その中の“「養護」の視点を踏まえた実践力の向上”が関連する。保健的観点に基づく保育の環境整備や，各種ガイドラインを踏まえ，心身の健康・安全管理の実施体制など実践的な力を習得させるため，教科目の整理・充実が図られた。従来の「子どもの保健Ⅱ」（演習1単位）は「子どもの健康と安全」（演習1単位）に改められた。

　「子どもの保健Ⅰ」は，保育における保健的対応に関する基礎的事項を修得する教科目として教科内容が再編された。「子どもの心理発達・子どもの精神保健」は「保育の心理学」（講義2単位）に，「環境及び衛生管理並びに安全管理」は「子どもの健康と安全」（演習1単位）に移行し，従来の「子どもの保健Ⅰ」（講義4単位）から「子どもの保健」（講義2単位）へと縮小された。前回の見直しの主旨である「健康な児童を中心とした保育の場において」「保育者が実践するための」内容がより求められることにはなったが，単位の減少については非常に残念である。本書は，こうした流れを受けて，2014年3月初版の『保育を学ぶ人のための　子どもの保健Ⅰ』を改訂・改題して企画・発刊した。

　前回の養成課程の見直し時に「保育所における子どもに保育職が実践するための保健」と教授内容である小児保健の範囲が「保育の場における保健」に限定され，「小児保健」から「子どもの保健」へと名称が変更された。当初から本書はそのことを意識して構成してきたので，その点については大きな変更はない。本書刊行にあたっては，今回の改定で求められている「保育の場における対応」について，いくつかの箇所で加筆している。

　新カリキュラムに対応した本書は，基本的には養成校のテキストとして編纂されている。しかし，子どもの成長・発達の理解に関しては，運動発達とは切り離せるものではない「心理発達」の項目は，割愛せず従来のままとした。「心理発達」については，他科目でも教授されているということを踏まえて進めていただくことを期待したい。

　なお，統計データやガイドライン，法律については最新のものを取り上げ，国の施策や社会情勢の変化にできる限り対応できるようにしたが，毎年のように変わる「予防接種法」をはじめ，保育保健分野の動向には常に注意を払っていただきたい。巻末に，保育保健に関連するWebサイトの一覧を掲載してあるので参考にしてほしい。

本書が，将来保育者となって活躍することを夢見る学生諸君にとって，積極的な学習への動機づけの一助とならんことを念願してやまない。

　最後に，本書を刊行するにあたり，ご執筆にご協力いただいた先生方ならびに建帛社の方々に心より御礼申し上げる。

2019年1月

編著者　堀　　浩　樹

梶　　美　保

第2版にあたって

　本書初版刊行の2019年から4年以上が経過した。この間，2020年以降は新型コロナウイルス感染症（COVID-19）のパンデミックの中にあった。去る5月，COVID-19が感染症法上五類に分類されるとともに，学校保健安全法施行規則においても第二種感染症に位置づけられ，出席停止期間も規定された。この機を捉え，全体の章立て，項目等の改訂は行わないが，統計資料を更新し，法令・制度の変更点を改め，「第2版」を刊行する。

　COVID-19は，もちろん子どもの保健にも大きな影響を及ぼした。しかし，本書においては，感染症としての概要を既述の感染症と同様に示すにとどめた。医学，社会学，教育学，心理学等さまざまな立場からのアプローチは，成書で学んでほしい。

　今までにも増して，保育士養成課程の学びに役立てていただければ幸甚である。

2023年12月

編著者　堀　　浩　樹

梶　　美　保

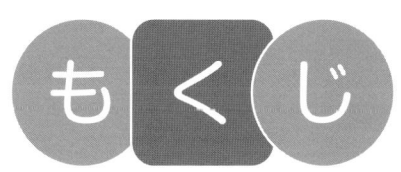

第4章　子どもの成長・発達と保健

第5章　子どもの心身の健康状態とその把握

第6章　子どもの病気と予防

第1章

子どもと保育保健

1 子どもの定義と保育保健のための法と理念

（1）子どもとは

　子どもとは，自分が生んだ子や幼い者をさす総称である。表記は「子ども」や「子供」などさまざまであるが，教育や法律の領域，行政文書などでは「子供」という表記を避けて「子ども」という表記を用いることが多い。子どもを表現する用語は分野や領域によっても異なり，福祉関係では「児童」，医学関係では「小児」を用いる場合が多い。

> 本書では，医学領域の項では「小児」「乳幼児」を，福祉分野の項では「児童」を，それ以外では「子ども」を使用し，統一はしていない。

1）年齢の数え方

　予防接種や定期健診を受ける際には，年齢についての正しい理解が必要になる。「年齢計算ニ関スル法律」によれば，年齢は生まれたその日を第1日目として起算するとされ，翌年の出生日にあたる日の前日満了時点で年齢が一つ加算されることになる。

2）法律による区分

① **学校教育法**　　小学生を「児童」，中学生を「生徒」と区別している。

② **児童福祉法**　　満18歳に満たないものを「児童」といい，「児童」をさらに「乳児」（満1歳に満たない者）・「幼児」（満1歳から小学校入学までの者）・「少年」（小学校就学後から満18歳に達するまでの者）に区分している。

③ **少年法**　　満18歳に満たない者を「少年」と呼ぶ（2022年改正）。

④ **刑法および民法**　　満18歳に満たない者を「未成年」と呼ぶ。

　民法の改正により，2022年4月1日から，成人年齢が満20歳から満18歳に引き下げられ

た。また，婚姻できる年齢は，男満18歳・女満16歳から，男女ともに18歳となった。

⑤ **労働基準法**　満15歳に満たない児童を労働者として使用することを禁止し，満18歳に満たない者は「年少者」として労働条件に制限をつけている。

3）発育段階による区分

受胎により妊娠が成立し，胎芽期，胎児期（胎生期）を経て出生する。小児期は発育段階により，新生児期，乳児期，幼児期，学童期に分類される。ほかに，月齢・年齢，成熟度による区分などがある。

（2）保育実践を支える関連法および理念

子どもの健康を守り，成長・発達の維持・増進を図ることが，子どもの保健である。子どもの保健のための保育実践を支える関連法および理念から子どもについて考えてみる。

1）児童福祉法

「児童福祉法」（1947年制定）は，児童福祉に関する制度・施策の基本となっている法律である。児童は，生活を保障され，愛護される存在であり，保護者，国および地方公共団体がその責任を負うと明記されている（表1-1）。

2）児童憲章

「児童憲章」（1951年制定）は，国民が次代を担うべき児童の基本的人権を尊重し，その福祉と教育の権利が保障されることを誓ったものとして大きな意義をもっている。児童問題に関しての有識者による審議を経て制定されたものであり，社会的協約という性質をもつ。日本における児童観を表し，福祉，教育行政の基本的な考え方を示す（表1-2）。

3）児童の権利に関する条約

児童の権利に
関する条約
参考資料1
p.115, 116
参照

「児童の権利に関する条約」（1989年に国連総会で採択され，1994年5月に日本が批准）は，法律ではなく，国際条約である。前文と54の条文からなる。条文の大きな柱として，子ど

表1-1　児童福祉法（冒頭）

【第1章　総則】
第1条　全て児童は，児童の権利に関する条約の精神にのっとり，適切に養育されること，その生活を保障されること，愛され，保護されること，その心身の健やかな成長及び発達並びにその自立が図られることその他の福祉を等しく保障される権利を有する。
第2条　全て国民は，児童が良好な環境において生まれ，かつ，社会のあらゆる分野において，児童の年齢及び発達の程度に応じて，その意見が尊重され，その最善の利益が優先して考慮され，心身ともに健やかに育成されるよう努めなければならない。

表1-2　児童憲章（前文）

われらは，日本国憲法の精神にしたがい，児童に対する正しい観念を確立し，すべての児童の幸福をはかるために，この憲章を定める。
　児童は，人として尊ばれる。
　児童は，社会の一員として重んぜられる。
　児童は，よい環境のなかで育てられる。

もたちは，健康に生まれ，環境の中で健やかに成長する"生きる権利"，あらゆる種類の差別や虐待，搾取から"守られる権利"，教育を受けることができ，また休息や遊びなど生活を豊かにする成長に欠かすことができない環境が整えられる"育つ権利"，自由に自分の意見や意思を伝えることのできる"参加する権利"が示されている。子どもは守られるべき存在として，子どもの意見表明権（第12条）を保障した点が本条約の大きな特徴のひとつである。その他，個の権利条約を広く国民に広報する義務も述べられている。

4）母子保健法

「母子保健法」（1965年制定）は，母性ならびに乳幼児の健康の保持・増進を図り，保健指導・健康診査・医療などの措置について定めた法律である。第3条に乳幼児の健康の必要性が述べられている（表1-3）。

5）その他

成育過程にある者およびその保護者ならびに妊産婦に対して，必要な成育医療を切れ目なく提供するための施策を総合的に推進することを定めた「成育基本法」（2018年制定）や，子ども施策を社会全体で，総合的かつ強力に推進していくための包括的な具体法として「こども基本法」（2022年制定）がある。

表1-3　母子保健法（抜粋）

【第1章　総則】 （乳幼児の健康の保持増進） 　第3条　乳児及び幼児は，心身ともに健全な人として成長してゆくために，その健康が保持され，かつ，増進されなければならない。

2　保育保健の意義

（1）保育士が実践する「子どもの保健」

保育士は，「保育士の名称を用いて，専門的知識及び技術をもつて，児童の保育及び児童の保護者に対する保育に関する指導を行うことを業とする者」（児童福祉法第18条の4）とされている。2003（平成15）年に国家資格化された保育士は，児童福祉施設という制限が外れ，社会の中で保育と保育指導の専門家として働く者として位置づけられている。保育士の団体である全国保育士会の倫理綱領では，子どもは，「豊かな愛情のなかで心身ともに健やかに育てられ，自ら伸びていく無限の可能性」をもつ存在であるとし，保育士の使命は，子どもの育ち，保護者の子育てを支え，子どもと子育てにやさしい社会をつくることであると述べている（表1-4）。

「保育所保育指針」（2017年改定）では，保育には，生命の保持や情緒の安定を図る養護

表1-4　全国保育士会倫理綱領（前文）

　すべての子どもは，豊かな愛情のなかで心身ともに健やかに育てられ，自ら伸びていく無限の可能性を持っています。

　私たちは，子どもが現在（いま）を幸せに生活し，未来（あす）を生きる力を育てる保育の仕事に誇りと責任をもって，自らの人間性と専門性の向上に努め，一人ひとりの子どもを心から尊重し，次のことを行います。

　私たちは，子どもの育ちを支えます。

　私たちは，保護者の子育てを支えます。

　私たちは，子どもと子育てにやさしい社会をつくります。

表1-5　保育所保育指針の中の「子どもの保健」関連箇所（抜粋）

【第1章　総則】
1　保育所保育に関する基本原則
（1）保育所の役割
　ア　保育所は，児童福祉法（昭和22年法律第164号）第39条の規定に基づき，保育を必要とする子どもの保育を行い，その健全な心身の発達を図ることを目的とする児童福祉施設であり，入所する子どもの最善の利益を考慮し，その福祉を積極的に増進することに最もふさわしい生活の場でなければならない。
　イ　保育所は，その目的を達成するために，保育に関する専門性を有する職員が，家庭との緊密な連携の下に，子どもの状況や発達過程を踏まえ，保育所における環境を通して，養護及び教育を一体的に行うことを特性としている。
（2）保育の目標
　ア　保育所は，子どもが生涯にわたる人間形成にとって極めて重要な時期に，その生活時間の大半を過ごす場である。このため，保育所の保育は，子どもが現在を最も良く生き，望ましい未来をつくり出す力の基礎を培うために，次の目標を目指して行わなければならない。
　（ア）十分に養護の行き届いた環境の下に，くつろいだ雰囲気の中で子どもの様々な欲求を満たし，生命の保持及び情緒の安定を図ること。
　（イ）健康，安全など生活に必要な基本的な習慣や態度を養い，心身の健康の基礎を培うこと。
2　養護に関する基本的事項
（1）養護の理念
　　保育における養護とは，子どもの生命の保持及び情緒の安定を図るために保育士等が行う援助や関わりであり，保育所における保育は，養護及び教育を一体的に行うことをその特性とするものである。保育所における保育全体を通じて，養護に関するねらい及び内容を踏まえた保育が展開されなければならない。
（2）養護に関わるねらい及び内容
　ア　生命の保持
　（ア）ねらい
　①一人一人の子どもが，快適に生活できるようにする。
　②一人一人の子どもが，健康で安全に過ごせるようにする。
　③一人一人の子どもの生理的欲求が，十分に満たされるようにする。
　④一人一人の子どもの健康増進が，積極的に図られるようにする。
　イ　情緒の安定
　（ア）ねらい
　①一人一人の子どもが，安定感をもって過ごせるようにする。
　②一人一人の子どもが，自分の気持ちを安心して表すことができるようにする。
　③一人一人の子どもが，周囲から主体として受け止められ，主体として育ち，自分を肯定する気持ちが育まれていくようにする。

④一人一人の子どもがくつろいで共に過ごし，心身の疲れが癒されるようにする。

【第2章　保育の内容】
1　乳児保育に関わるねらい及び内容
（2）ねらい及び内容
　　ア　健やかに伸び伸びと育つ
　　　健康な心と体を育て，自ら健康で安全な生活をつくり出す力の基盤を培う。
　　（ア）ねらい
　　①身体感覚が育ち，快適な環境に心地よさを感じる。
　　②伸び伸びと体を動かし，はう，歩くなどの運動をしようとする。
　　③食事，睡眠等の生活のリズムの感覚が芽生える。
2　1歳以上3歳未満児の保育に関わるねらい及び内容
　　ア　健康
　　（ア）ねらい
　　①明るく伸び伸びと生活し，自分から体を動かすことを楽しむ。
　　②自分の体を十分に動かし，様々な動きをしようとする。
　　③健康，安全な生活に必要な習慣に気付き，自分でしてみようとする気持ちが育つ。
3　3歳以上児の保育に関するねらい及び内容
　　ア　健康
　　（ア）ねらい
　　①明るく伸び伸びと行動し，充実感を味わう。
　　②自分の体を十分に動かし，進んで運動しようとする。
　　③健康，安全な生活に必要な習慣や態度を身に付け，見通しをもって行動する。

【第3章　健康及び安全】
　保育所保育において，子どもの健康及び安全の確保は，子どもの生命の保持と健やかな生活の基本であり，一人一人の子どもの健康の保持及び増進並びに安全の確保とともに，保育所全体における健康及び安全の確保に努めることが重要となる。また，子どもが，自らの体や健康に関心をもち，心身の機能を高めていくことが大切である。
1　子どもの健康支援
（1）子どもの健康状態並びに発育及び発達状態の把握　　（2）健康増進
（3）疾病等への対応
2　食育の推進
（1）保育所の特性を生かした食育　　（2）食育の環境の整備等
3　環境及び衛生管理並びに安全管理
（1）環境及び衛生管理　　（2）事故防止及び安全対策
4　災害への備え
（1）施設・設備等の安全確保
　　ア　防火設備，避難経路等の安全性が確保されるよう，定期的にこれらの安全点検を行うこと。
　　イ　備品，遊具等の配置，保管を適切に行い，日頃から，安全環境の整備に努めること。
（2）災害発生時の対応体制及び避難への備え
　　ア　火災や地震などの災害の発生に備え，緊急時の対応の具体的内容及び手順，職員の役割分担，避難訓練計画等に関するマニュアルを作成すること。
　　イ　定期的に避難訓練を実施するなど，必要な対応を図ること。
　　ウ　災害の発生時に，保護者等への連絡及び子どもの引渡しを円滑に行うため，日頃から保護者との密接な連携に努め，連絡体制や引渡し方法等について確認をしておくこと。
（3）地域の関係機関等との連携
　　ア　市町村の支援の下に，地域の関係機関との日常的な連携を図り，必要な協力が得られるよう努めること。
　　イ　避難訓練については，地域の関係機関や保護者との連携の下に行うなど工夫すること。

的側面と，子ども自身が経験を積み，身につけていくべき教育的側面があり，養護と教育を一体的に行うことを特性とするとある。教育的側面を健康・人間関係・環境・言葉・表現の5領域に分け，健康領域では，健康，安全など生活に必要な基本的な習慣や態度を養い，心身の健康の基礎を培うことをねらいとしている。

2017年の改定では，乳児，1歳以上3歳未満児の保育のニーズの高まりと子どもの育ちをめぐる環境の変化を踏まえ，3歳以上児の保育に加え，乳児，1歳以上3歳未満児についても「ねらい及び内容」が記述された。「第3章　健康及び安全」では，乳幼児期からの食の多様な体験をめざし食育のさらなる充実と，震災や豪雨などの自然災害が近年頻発していることを受け，「災害への備え」の項が新設された（表1-5）。

保育所保育指針には保健活動という言葉は使用されていないが，上記のように，子どもの健康を維持し，増進させるために行うすべての活動が子どもの保健活動といえる。

（2）「子どもの保健」の意義と目的

子どもは，身体的・精神的に未熟な存在であり，そのために適切な栄養や働きかけなど，子どもを取り巻く環境が大きく影響する。子どもは，年齢が小さいほど成長・発達の仕方に個人差が大きい。またひとりでは生きていくことができず，その年齢に応じた保護や世話が必要である。さらに免疫力が低いことから感染症にかかりやすいなどの特徴がある。子どもの保健とは，このような特徴をもった子ども一人ひとりの心身の状態や発達の過程を考え，子どもの健康を守り，さらに健康を増進させるための対応を行うことや集団全体の健康と安全を実現することである。

（3）「健康及び安全」の実施体制

保育所は児童福祉施設であるが，子どもの健康診断や保健的対応については学校保健安全法に準拠して行われてきた。しかし学童に比べ，免疫が未発達な乳児・1歳以上3歳未満児のニーズの増加や，はう・なめるなどの行動がある乳児保育では，より細やかな対応が必要とされ，2008年改定の保育所保育指針からは，学校保健より独立して各種ガイドラインに従って対処することになった。

保育所保育指針における子どもの保健に関する記述は，第3章「健康及び安全」の項に掲載されている（2008年保育所保育指針では第5章「健康及び安全」）。

2017年の改定では，乳児・1歳以上3歳未満児の保育に関する記述が充実したことに加え，子どもの育ちをめぐる環境の変化を踏まえ記載が見直され，特に関係機関との連携によりアレルギーへの対応を図っていくこと，感染症等ガイドラインを運用していくことなどが盛り込まれた。

また，近年は予測を超えた深刻な災害が増えていることから「災害への備え」の項が新設された。

（4）「子どもの保健」の学習内容

　子どもの健康と安全は，子どもの生命の保持と健やかな生活の基本である。保育士の多くが就業している集団保育としての保育現場は，個としての子どもの生活の場であると同時に，乳児期から就学前の幼児期にまたがる子どもの集団生活の場であることから，家庭とは大きな差異があることを認識する必要がある。「子どもの保健」の学習内容・範囲には，保育士が子どもの保健を実践していくために必要な医学や保健福祉の基礎理論と実践理論が含まれる。2019年度の改定で「子どもの保健Ⅰ」は「子どもの保健」（講義2単位）に縮小され，保育における保健的対応に関する基礎的事項を修得する教科目として再編された。また，「子どもの保健Ⅱ」は，「子どもの健康と安全」（演習1単位）として保育所における保健的観点に基づく環境整備や厚生労働省各種ガイドライン等を踏まえた子どもの心身の健康・安全管理などの実践的な力を修得するための科目となり，保育の内容・方法

「子どもの保健」（講義2単位）	＜関連科目＞	「子どもの健康と安全」（演習1単位）
＜目　標＞ 子どもの心身の健康増進を図る保健活動の意義を理解し，成長・発達と保健，心身の健康状態とその把握の方法について理解する。また，子どもの疾病とその予防法及び他職種間の連携・協働の下での適切な対応について理解する。 1．子どもと保育保健 　保育所における保健活動の意義と目的 　子どもの定義と保育保健のための法と理念 　保育保健の意義 2．子どもの健康と統計 　子どもの健康 　健康の定義 　子どもの健康の考え方 　子どもにかかわる諸統計 3．子どもの健康と地域における保健活動・虐待防止 　現代社会における子どもの健康に関する現状 　子どもの健康課題 　子どもを取り巻く地域における保健活動 　児童虐待と対策 4．子どもの成長・発達と保健 　子どもの成長と発達 　子どもの生理機能の発達 　子どもの身体発育 　子どもの運動・精神機能の発達 　子どもの成長・発達と生活 5．子どもの心身の健康状態とその把握 　日々の健康観察と身体不調の早期発見 　成長・発達の把握と健康診断 　保護者との情報共有 6．子どもの病気と予防 　主な疾病の特徴 　子どもの疾病の予防と適切な対応	乳児保育Ⅰ 乳児保育Ⅱ 保育の心理学 子ども家庭支援の心理学 子ども理解と援助 子どもの食と栄養 障害児保育 保育内容健康 保育内容環境 社会福祉 社会的養護内容	＜目　標＞ 保育の場における子どもの発達や状態等に即した健康支援と体調不良等における対応，保育における衛生管理・事故防止及び安全対策・危機管理・災害対策，感染症対策について，関連するガイドラインや近年のデータ等を踏まえ，具体的に理解するとともに，子どもの健康及び安全の管理に関わる組織的取組や保健活動の計画及び評価等について学ぶ。 1．子どもの健康と保育 2．子どもの健康支援の実際 　日々の健康観察，養護，身体測定と発達状態の把握 　生理機能の測定と異常の早期発見 　保健計画の作成と医務室等の整備 3．子どもの体調不良等に対する適切な対応 　体調不良時の対応（症状別対応） 　応急手当（けがの対応） 　救急処置　心肺蘇生法，エピペン 4．環境及び衛生管理の実際 5．事故防止・安全対策の実際 　幼児教育・保育施設における事故の実態 　幼児教育・保育施設における事故発生時の予防と対応 6．災害への備えの実際　平常時の対応と災害時の対応 7．保育における保健的な対応 　保健的対応の基本 　3歳未満児の対応 　個別的配慮を要する子どもへの対応 　慢性疾患・アレルギー 8．健康・安全の実施体制

注）「子どもの保健」の項目は本書のものを示した。「子どもの健康と安全」の項目は一例である。学びの全体としては，教養科目，教職（幼稚園教諭免許状）科目にも多くの関連科目がある。

図1-1　子どもの保健・子どもの健康と安全の内容と主な関連科目

に関する科目に変更となっている。

　2019年度の保育士養成課程の見直しの副題は「より実践力のある保育士の養成に向けて」である。保育所保育指針の前回の改定（2008年）の方向性（保健医療領域の小児保健ではなく，保育の場，集団の子ども，健康な子どもが中心であることを前提とした子どもの保健）の明確化とともに，保育所保育指針（2017年）「第3章　健康及び安全」を保育の場で保育士として実践していくための保健の"基礎理論"と"実践"をめざした科目がそれぞれ「子どもの保健」と「子どもの健康と安全」である。

　また，保育士養成科目の中で，同じような内容の項目の重複がみられる。例えば，「保育内容（健康）」において健康の定義や運動発達，安全な環境等が，「乳児保育」においては成長・発達，生活習慣等が含まれるが，科目ごとで，その項目に対する視点やウエイトが異なることを理解しながら総合的に学ぶことが必要である。

　「子どもの保健」および「子どもの健康と安全」の内容と主な関連科目は図1−1のとおりである。

●参考文献
・三谷大紀編，大豆生田啓友（2018）『最新保育資料集2018』ミネルヴァ書房
・厚生労働省編（2018）『保育所保育指針解説』フレーベル館
・厚生労働省保育士養成課程等検討会（2017）「保育士養成課程等の見直しについて〜より実践力のある保育士の養成に向けて〜（検討の整理）」
・吉岡眞知子編（2009）『こども学序説』ナカニシヤ出版

第 2 章

子どもの健康と統計

1 子どもの健康

（1）健康の定義

　WHO では，世界保健機関憲章前文において「健康とは，病気ではないとか，弱っていないということではなく，肉体的にも，精神的にも，そして社会的にも，すべてが満たされた状態にあること」[1] としている。重要なのは，単に病気ではないということが健康であるということではないという考え方である。身体的な病気がなくても精神的に安定していなければ健康とはいえない。また，病弱でなくても社会的に不足，不自由な状態にあれば健康とはいえない。

> **WHO**（世界保健機関：World Health Organization）
> 　「全ての人々が可能な最高の健康水準に到達すること」を目的として1948（昭和23）年に設立された国連の専門機関。日本は1951年に加盟。2023年4月現在の加盟国は194か国・地域で，本部はスイスのジュネーブに置かれている。

（2）子どもの健康の考え方

　子どもの健康を考えるとき，大切なことは成長・発達期にある存在であるという視点である。母体から生まれた後，子どもはさまざまな環境の中で心と身体を成長・発達・成熟させる。子どもの健康とは「病気ではない，弱っていないということではなく，身体的にも，精神的にも，社会的にも，すべてが満たされた状態にあり，成長・発達が保障されている」状態を意味する。

2 子どもにかかわる諸統計

　子どもの健康水準，子どもを取り巻く環境が現在どのような状況であるか，2022（令和4）年および2021年度の統計データから概観する。

（1）人口構成
　日本の総人口（2022年10月1日現在）は1億2,203万人，年少人口（0〜14歳）は1,450万人で11.6%，生産年齢人口（15〜64歳）は7,421万人で59.4%，高齢者人口（65歳以上）は3,624万人で29.0%となっている。人口の年齢構造をピラミッドに表すと，各年代の社会情勢の影響を受けた出生と死亡の変動が明らかに刻まれている（図2−1）。戦後の1947（昭和22）年から1949（昭和24）年生まれの第1次ベビーブーム期と1971（昭和46）年から1974（昭和49）年生まれの第2次ベビーブーム期の2つのふくらみが特徴的であり，その後，出生

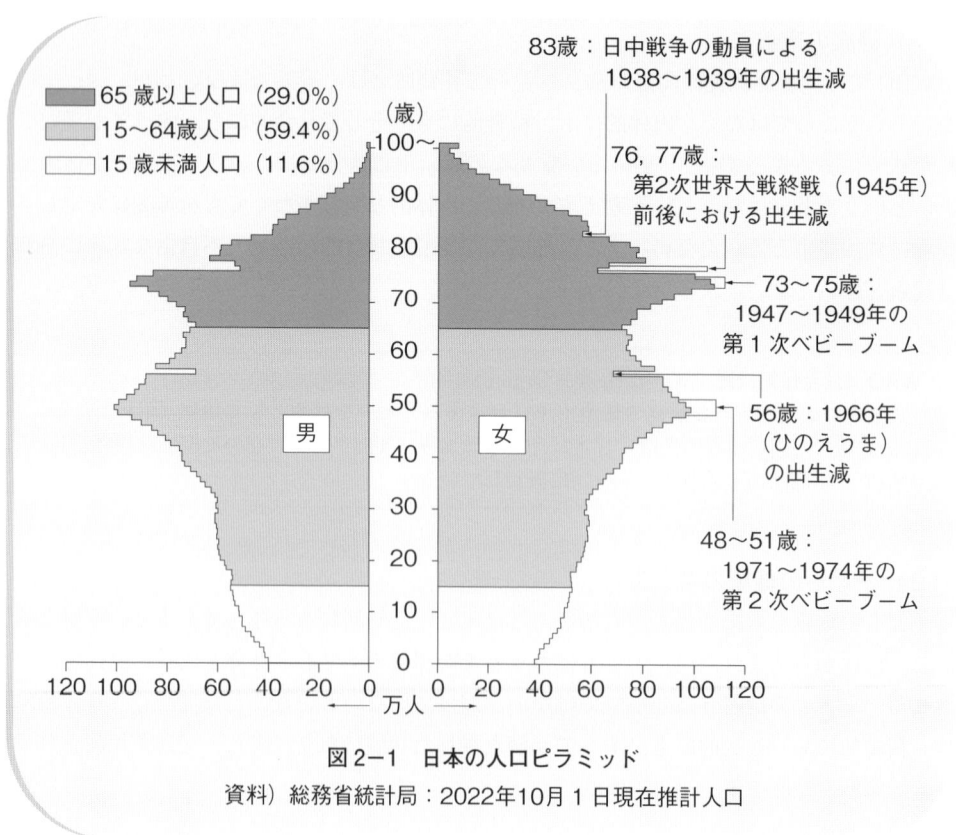

図2−1　日本の人口ピラミッド
資料）総務省統計局：2022年10月1日現在推計人口

数は減少し，ピラミッドの下部は年々狭くなっている。2022（令和4）年の平均寿命は，男性81.05年，女性87.09年であり，日本は男女ともに世界のトップクラスである。

　出生数は77万759人で，前年の81万1,622人より4万863人減少し，過去最少である（図2－2）。内訳を母親の年齢（5歳階級）別にみると，45〜49歳，50歳以上では前年より増加したが，その他の各階級では前年より減少した。

　出生率（人口千対）は6.3で前年より低下した。合計特殊出生率（1人の女性が一生の間に生む子どもの数を意味する）は1.26で前年の1.30より0.04ポイント低下した（図2－2）。内訳を母親の年齢（5歳階級）別にみると，44歳以下の各階級は低下したが，45〜49歳では上昇した。このことから，晩婚化・晩産化が進行していることがうかがえる。

　死亡数は156万8,961人で，前年の143万9,856人より12万9,105人増加し，死亡率（人口千対）は12.9で前年の11.7より1.2ポイント上昇した（図2－3）。高齢化を反映して死亡数は緩やかな増加傾向に転じ，死亡率も上昇傾向にある。悪性新生物の死亡数は38万5,787人で，死亡総数の24.6％を占めて死因順位の第1位となっている。第2位は心疾患，第3位は老衰である。出生数と死亡数の差である自然増減数は79万8,214人減で，前年より16万9,980人減少している。これらは，人口の自然減少と少子高齢化という現代日本の社会現象を示している。

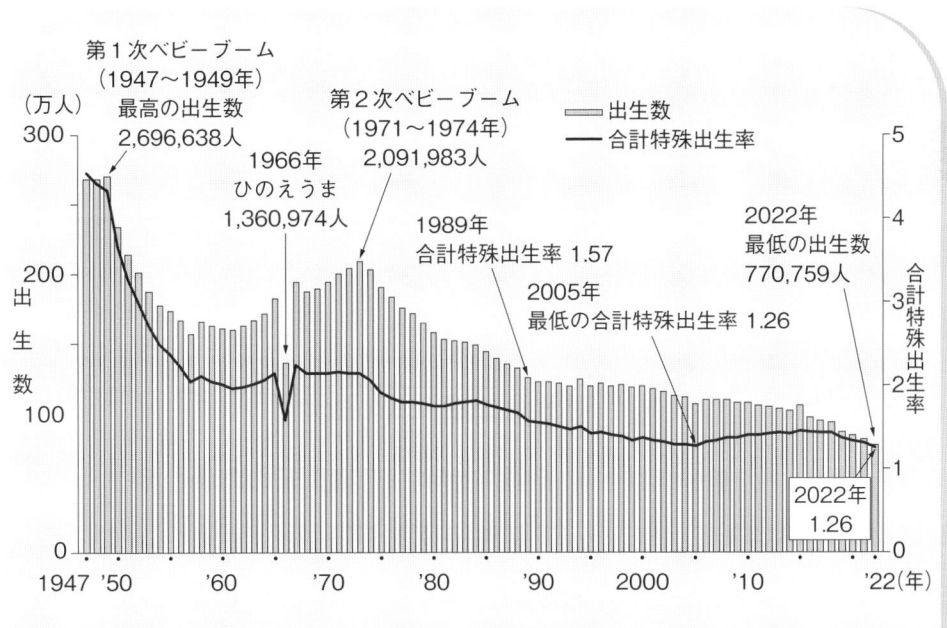

図2－2　出生数および合計特殊出生率の年次推移（1947〜2022年）
資料）厚生労働省：令和4年（2022）人口動態統計（確定数）の概況

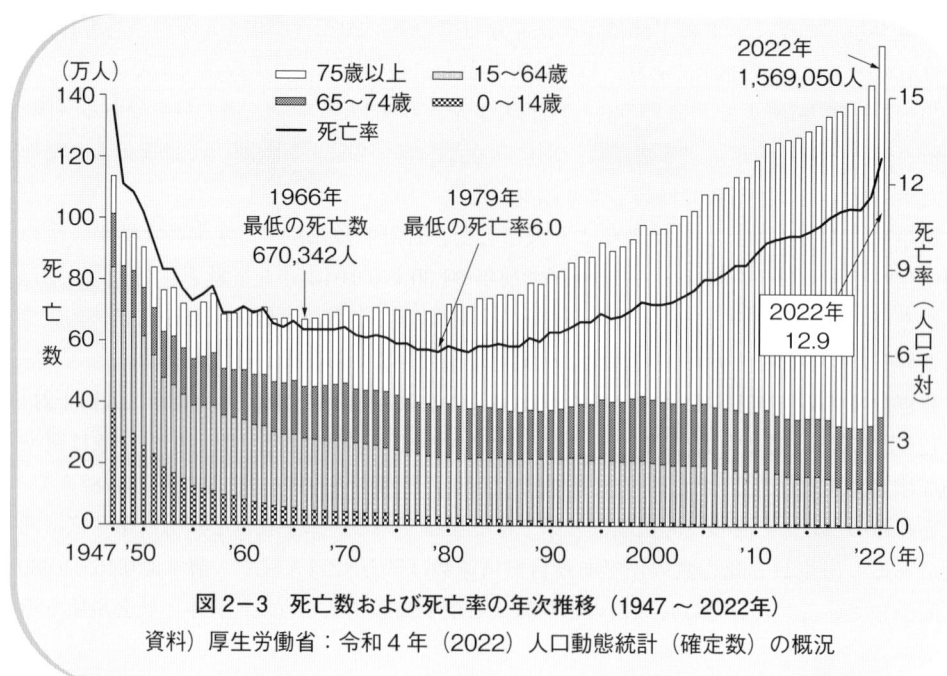

図2−3　死亡数および死亡率の年次推移（1947 ～ 2022年）
資料）厚生労働省：令和4年（2022）人口動態統計（確定数）の概況

（2）婚姻，離婚

　婚姻件数は50万4,930組で，前年の50万1,138組より3,792組増加し，3年ぶりの増加となった。婚姻率（人口千対）は4.1で前年と同率だった。離婚件数は17万9,099組で，前年より5,285組減少し，離婚率（人口千対）は1.47で前年を下回った。

（3）妊産婦死亡，死産，周産期死亡

　妊産婦とは，妊娠中および出産後満42日未満の女性のことをいい，妊産婦死亡率（出産（出生＋死産）10万対）は4.2で，1950年代より低下傾向にあったが，前年に比べ1.7ポイントの増加に転じた。

　死産とは，妊娠満12週以後の死児の出産であり，自然死産と人工死産に分けられる。死産数は1万5,179胎で，死産率（出産（出生＋死産）千対）は自然死産9.4，人工死産9.8であった。

　周産期死亡とは，妊娠満22週以後の死産に早期新生児死亡を加えたものをいい，周産期死亡率は，出産（出生数と妊娠満22週以後の死産数の合計）千対の割合である。これらはいずれも母体の健康状態に強く影響を受ける胎児または新生児の死亡であり，出生をめぐる死亡という意味で重要である。周産期死亡数は2,527，周産期死亡率は3.3で，数，率ともに減少している。日本の周産期死亡率は諸外国と比べて低く，妊娠満28週以後の死産数が8割を占める。

（4）新生児・乳児の死亡

　乳児死亡とは，生後1年未満の死亡であり，このうち生後4週（28日）未満の死亡を新生児死亡，生後1週（7日）未満の死亡を早期新生児死亡という。乳児死亡数は1,356人，乳児死亡率（出生千対）は1.8となっている。乳児の生存は，母体の健康状態，養育条件などの影響を強く受けるため，地域別比較のための健康状態を示す保健指標として用いられることが多い。生存期間別に乳児死亡率の年次推移をみると，1965（昭和40）年代半ばまでは生後1週以上4週未満および4週以上1年未満の死亡は急速に低下したが，近年は緩やかな低下傾向となっている。日本の乳児死亡率（出生千対）の年次推移を諸外国と比較すると，1947～1960年代初めまでは諸外国と比べて高かったが，その後は低下し，現在は世界でも有数の低率国となっている。

　表2-1に，出生，死亡，乳児死亡，死産，婚姻，離婚の年間件数および発生割合を示す。

（5）小児期の死亡

　小児期の死亡数（カッコ内は人口10万対の死亡率）は，各年齢階級とも漸減の傾向にあり，0～4歳1,851人（44.5），5～9歳311人（6.4），10～14歳422人（8.1）である。死因順位は表2-2のとおりである。0～4歳では先天奇形等，5～9歳では悪性新生物（腫瘍），10～19歳では自殺がもっとも多い。

表2-1　人口動態の年間件数および発生割合

出　生	死　亡	乳児死亡 （再掲）	死　産	婚　姻	離　婚
770,759人	1,569,050人	1,356人	15,179人	504,930人	179,099人
1人/41秒	1人/20秒	1人/6時間	1胎/35分	1組/62秒	1組/2分56秒

資料）厚生労働省：令和4年（2022）人口動態統計（確定数）の概況

表2-2　子どもの死因順位（人口10万対）

年齢（歳）	第1位	第2位	第3位
0	先天奇形等	呼吸障害等	不慮の事故
1～4	先天奇形等	不慮の事故	悪性新生物（腫瘍）
5～9	悪性新生物（腫瘍）	先天奇形等	不慮の事故
10～14	自　殺	悪性新生物（腫瘍）	不慮の事故
15～19	自　殺	不慮の事故	悪性新生物（腫瘍）

注）乳児（0歳）の死亡率は出生10万対の死亡数である。
　　死因名は次のように略称した。先天奇形等←先天奇形，変形及び染色体異常
　　　　　　　　　　　　　　　　　　呼吸障害等←周産期に特異的な呼吸障害等
資料）厚生労働省：令和4年度人口動態統計

👀
児童虐待
第 3 章
p.25～参照

👀
児童虐待の
防止等に関す
る法律
参考資料 4
p.123, 124
参照

（6）児童（子ども）虐待

1）相談対応件数

「児童虐待の防止等に関する法律」施行（2000年）後，児童相談所における児童虐待の相談対応件数は年々増加しており，2021年 4 月～2022年 3 月までの 1 年間の件数（207,660件）は，施行前1999年度（11,631件）の約18倍である（図2-4）。相談が寄せられた虐待の89.0％が，実母と実父によるものであった。

2）死亡事例

2021年 4 月～2022年 3 月までの 1 年間における児童虐待による死亡は74人（68事例）で，「心中による虐待死」24人，「心中以外の虐待死」50人である。心中以外の虐待死における加害者の内訳は，多い順に実母20人（40.0％），実父 6 人（12.0％）である（表2-3, 2-4）。

（7）子どもの健やかな育ちと統計

前述のように，婚姻数が減少している中，国立社会保障・人口問題研究所「出生動向基

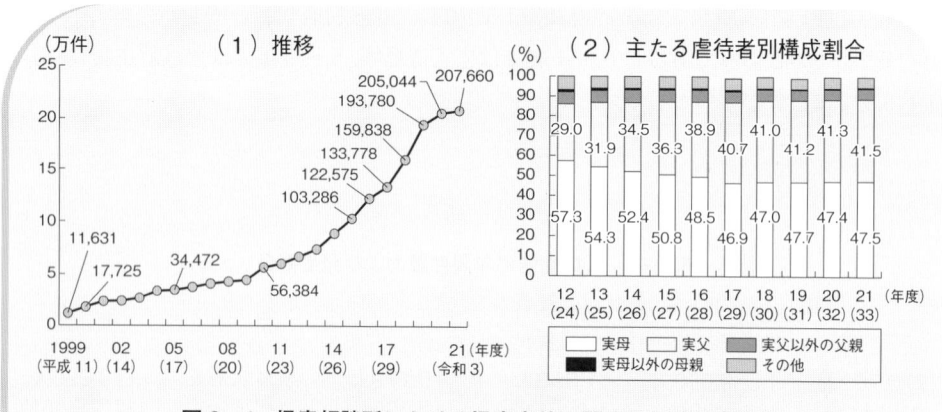

図2-4　児童相談所における児童虐待に関する相談対応件数

注）2010年度の数値は，東日本大震災の影響により，福島県を除いて集計したもの。

資料）厚生労働省：令和 3 年度の児童相談所での児童虐待相談対応件数

表2-3　児童虐待による死亡事例数の推移

報　告		第11次 13.4.1～ 14.3.31	第12次 14.4.1～ 15.3.31	第13次 15.4.1～ 16.3.31	第14次 16.4.1～ 17.3.31	第15次 17.4.1～ 18.3.31	第16次 18.4.1～ 19.3.31	第17次 19.4.1～ 20.3.31	第18次 20.4.1～ 21.3.31	第19次 21.4.1～ 22.3.31
虐待死	例数	36	43	48	49	50	51	56	47	50
	人数	36	44	52	49	52	54	57	49	50
心　中	例数	27	21	24	18	8	8	16	19	18
	人数	33	27	32	28	13	13	21	28	24
計	例数	63	64	72	67	58	59	72	66	68
	人数	69	71	84	77	65	67	78	77	74

資料）厚生労働省：子ども虐待による死亡事例等の検証結果等について（第19次報告）

本調査」によると，独身男女の約8割は結婚意思をもっており，子どもの数は男1.82人，女1.79人を希望しているという。しかし，現実には雇用の安定性や継続性の問題，仕事と生活の調和の度合い，育児不安などが要因となり希望のようにいかない現実もある。出産・子育てと働き方をめぐる問題に対する関心と理解を深めていくことが必要である。

　日本全体では，死亡要因の第1位　悪性新生物，第2位　心疾患，第3位　老衰，第4位　脳血管疾患，第5位　肺炎と生活習慣病が上位を占めている（2022年）。この状況からは，乳幼児期からの生活リズム，食生活などの重要性が示唆される。離婚率の上昇からは，ひとり親世帯への支援の重要性が増していることがわかる。また，周産期医療の進歩に伴う周産期死亡率，乳児死亡率の低下は喜ばしいことであるが，その一方で，さまざまな障害があり，生活している子どもと親の存在があることにも留意する必要がある。

　さらに，生殖補助医療の進歩により，体外受精によって生まれた子どもは2021（令和3）年には，総出生児数の8.6％（年間6万9,797人，11.6人に1人が体外受精児）になっ

表2-4　子ども（0〜17歳）虐待死事例の集計結果による分析

	心中以外　47例・49人	心中（未遂含む）19例・28人
死亡年齢	「0歳」24人（48.0％）と最多。そのうち「月齢0か月児」6人（25.0％）が高い割合を占めた。	「3歳未満」9人（37.5％）
虐待の種類	「身体的虐待」21人（42.0％）「ネグレクト」14人（28.0％）	
直接死因	多い順に「頭部外傷」11人（有効割合28.9％*），「頸部絞扼以外による窒息」6人（有効割合15.8％）であった。	多い順に「出血性ショック」6人（有効割合26.1％*），「頸部絞扼による窒息」5人（有効割合21.7％），「溺水」4人（有効割合17.4％）であった。
主たる加害者	「実母」20人（40.0％）「実父」6人（12.0％）「実母と実父」3人（6.0％）	「実母」18人（75.0％）「実父」4人（16.7％）
加害の動機（複数回答）	「しつけのつもり』2人（4.0％）「その他』13人（26.0％）	「保護者自身の精神疾患，精神不安」9人（37.5％），「育児不安や育児負担感」「夫婦間のトラブルなど家庭に不和」がそれぞれ4人（16.7％）で多かった。
実母が抱える問題（複数回答）	「予期しない妊娠／計画していない妊娠」16人（32.0％），「医療機関から連絡」16人（32.0％），「妊婦健診未受診」14人（28.0％），「低体重（2,500g未満）」14人（28.0％）	
乳幼児健康診査の未受診者	「3〜4か月児健診」5人（有効割合18.5％）「1歳6か月児健診」2人（有効割合13.3％）	

＊有効割合とは，「不明」「未記入」とした回答を除いた数を合計数として算出した割合。
資料）厚生労働省：子ども虐待による死亡事例等の検証結果等について（第19次報告）を基に作成

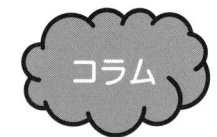

医療的ケア児および家族に対する支援

　1990年代以降，多胎妊娠，妊娠前の母親のやせ，妊娠中の体重増加抑制，喫煙等が要因としてあげられる低出生体重児が増加した。医療技術の進歩により新生児死亡率の低さは世界トップクラスの日本だが，一方で重い障害がある子どもが増えることとなった。

　重度の知的障害・肢体不自由のある重症心身障害児，中には高度で継続的な医療的ケア（人工呼吸器による呼吸管理，喀痰吸引その他の医療行為）を要する超重症児・準超重症児もおり，そのような子どもの問題として浮かび上がってきたのが「医療的ケア」だが，近年注目されてきたのは重症心身障害児の範疇には入らずとも医療的ケアを要する子ども「医療的ケア児」である。全国の医療的ケア児（在宅）は約2.0万人と推計される（田村，2018）。

　高度で恒常的な医療的ケアを要するが，知的障害・肢体不自由が軽度な場合など，重症心身障害児に判定されないようなケースでは，障害があるようには見えにくいが支援を必要としている。従来の障害福祉サービスの基準は重症心身障害者であり，「医療的ケア児」は支援から取り残されてきた感があった。

　医療的ケア児が心身の状況に応じた支援を受けられるよう，2021年に「医療的ケア児及び家族に対する支援に関する法律」が制定された。また，保育所等への医療的ケア児の受け入れは年々増加し，2020年の全国の受け入れ施設は526件・645名であった。保育所等においては，医療的ケア児が健常児と共に生活を送り，教育が受けられるための体制整備が求められている。

ている。体外受精で出生した子どもやその親への心理社会的な支援体制（カウンセリングなど）が今後さらに重要になると思われる。また，不妊治療を経て子どもを授かった夫婦は，パーフェクトベビーを望み，子どもへの過剰関与の傾向にあるという報告がある。

　子どもの育ちにかかわる保育者は，虐待や虐待による死亡の増加，20歳以下の若年層の自殺の増加などの課題を諸統計より読み取り，人格形成の基礎をつくる大切な時期でもある乳幼児期の子どもとその親にかかわる職種としてどのような支援ができるのか考えていくことが大切である。

●引用文献
1）日本 WHO 協会　www.japan-who.or.jp/commodity/kenko.html

●参考文献
・厚生労働統計協会編（2022）「国民衛生の動向2023/2024」厚生労働統計協会
・恩賜財団母子愛育会愛育研究所（2023）「日本子ども資料年鑑」KTC 中央出版
・平成27年度　障害者支援状況等調査研究事業報告書「在宅医療ケアが必要な子どもに関する調査」
・厚生労働省（2021）「医療的ケア児及びその家族に対する支援に関する法律について」
・田村正徳（2018）「医療的ケア児に関する実態調査と医療・福祉・保健・教育等の連携促進に関する研究」
・厚生労働省（2022）「保育所等での医療的ケアの支援に関するガイドラインについて」

第3章

子どもの健康と地域における保健活動・虐待防止

1 現代社会における子どもの健康に関する現状

　子どもの健康問題に対しては，これまで感染症の予防や治療，栄養の改善などさまざまな社会支援対策が行われてきた。その結果，感染症や栄養不良による死亡は減少し，乳幼児死亡率は世界の最高水準まで達している。しかし，大気・水質・食品の汚染，加工食品や外食産業の増加，メディア産業の増大などのこれまでとは異なる環境の変化が子どもを取り巻いている。これらは現代の生活や社会の環境と関連が深く，子どもの発達および健康に大きな影響を及ぼしている。

　子どもや保護者を取り巻く環境の変化や子どもの生活や遊びの変化から，生活リズム，生活時間，食生活などの課題がクローズアップされている。また，直接経験の不足，子ども同士のかかわりや子ども集団の衰退等，子どもの育ちについても多くの課題がある。肥満やアレルギー，体力低下などの身体的な健康問題を抱えた子どもが増えると同時に，情緒不安定やきれやすい子ども，我慢できない子ども，不登校，うつ病，慢性疲労などの精神的な問題も増加している。

　子どもの心身の健全な成長・発達には，内的因子（素因）と外的因子（環境）のかかわりが大きく，組み合わせによって影響力が異なる。内的因子とは主に遺伝的素因で，外的因子としての環境とは，栄養，運動，生活・養育環境や貧困などの社会経済状況などをさす。それらに加えて，疾病や事故などによる発育の遅れや後遺症などの機能障害の影響が，とても大きい。

（1）子どもの身体についての課題

1）体力および運動能力の低下

　文部科学省が毎年実施している「体力・運動能力調査」によると，現在の子どもの体力・運動能力の結果をその親の世代である30年前と比較すると，ほとんどのテスト項目において，子どもの世代が親の世代を下まわっている（図3-1）。一方，身長・体重など子どもの体格についても同様に比較すると，逆に親の世代を上回っている（表3-1）。このように，体格が向上しているにもかかわらず，体力・運動能力が低下していることは，身体能力の低下が深刻な状況であることを示しているといえる。

　また，最近の子どもは，靴のひもを結べない，スキップができないなど，自己の身体を操作する能力の低下も指摘されている。子どもの体力低下の原因として，保護者をはじめとする国民の意識の中で，外遊びやスポーツの重要性を学力の状況と比べ軽視する傾向が進んだことにあると考えられる。また，生活の利便化や生活様式の変化は，日常生活における身体を動かす機会の減少を招いている。

　子どもが運動不足になっている直接的な原因として「遊ぶ時間」「遊ぶ空間」「遊ぶ仲間」といった「3間の減少」が指摘されているが，昨今ではこれらに加えて「遊ばせる手間」（おとなと子どもがいっしょに遊ぶ時間や手間）の「4間の減少」ともいわれている。今日の社会においては，屋外で遊ぶことや，スポーツに親しむ機会を意識して確保していく必要があり，特に保護者とともに幼児教育・保育施設が連携して，子どもを取り巻く環境を十分に理解し，積極的に身体を動かす機会をつくっていく必要がある。

　文部科学省では，2012（平成24）年に「幼児期運動指針」を策定し，幼児期にはさまざまな遊びを中心に，「毎日合計60分以上楽しく身体を動かすこと」を推奨している。

アレルギー
疾患
第6章
p.95～参照

2）アレルギー疾患

　厚生労働省の調査によると，現在，国民の2人に1人が何らかのアレルギーをもつといわれるほど，アレルギー疾患に悩む人が増えている（厚生労働省：リウマチ・アレルギー対策委員会報告書，2011）。

　アレルギー疾患は，もともとおとなよりも子どもに多く，ほとんどが小児期に発症する。

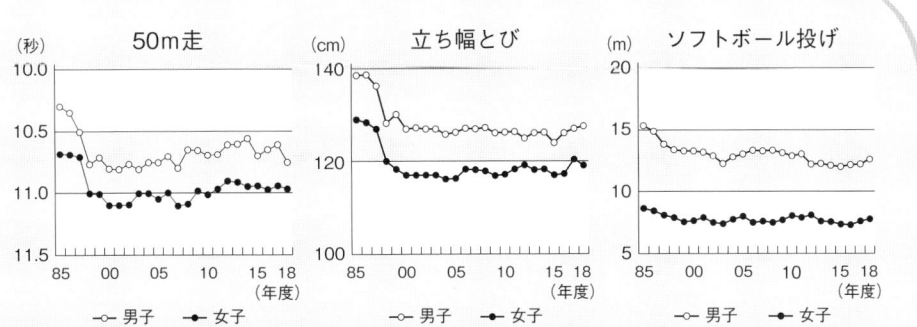

子どもの体力・運動能力は，低下を続け，現在は下げ止まり状態にある。特に，体力・運動能力が7歳の時点で低下していることは，この現象が幼児期またはそれ以前に生じていることを示す。

図3-1　1985年から2018年の小学生（7歳）の運動能力の変化

出典）文部科学省：平成30年度体力・運動能力調査

表3-1　年齢別身長（cm）・体重（g）の平均値

区	分	2018年度（A）		2017年度（B）		前年度差（A-B）		1987年度（親世代）（C）		世代間差（A-C）	
		身　長	体　重	身　長	体　重	身　長	体　重	身　長	体　重	身　長	体　重
男	5	110.3	18.9	110.3	18.9	0.0	0.0	110.8	19.2	△0.5	△0.3
	6	116.5	21.4	116.5	21.4	0.0	0.0	116.7	21.4	△0.2	0.0
	7	122.5	24.1	122.5	24.1	0.0	0.0	122.3	23.9	0.2	0.2
	8	128.1	27.2	128.2	27.2	△0.1	0.0	127.9	26.9	0.2	0.3
	9	133.7	30.7	133.5	30.5	0.2	0.2	133.0	30.0	0.7	0.7
	10	138.8	34.1	139.0	34.2	△0.2	△0.1	138.2	33.5	0.6	0.6
	11	145.2	38.4	145.0	38.2	0.2	0.2	144.1	37.4	1.1	1.0
女	5	109.4	18.5	109.3	18.5	0.1	0.0	110.1	18.9	△0.7	△0.4
	6	115.6	20.9	115.7	21.0	△0.1	△0.1	115.9	20.9	△0.3	0.0
	7	121.5	23.5	121.5	23.5	0.0	0.0	121.6	23.3	△0.1	0.2
	8	127.3	26.4	127.3	26.4	0.0	0.0	127.2	26.3	0.1	0.1
	9	133.4	30.0	133.4	29.9	0.0	0.1	132.9	29.6	0.5	0.4
	10	140.1	34.1	140.1	34.0	0.0	0.1	139.3	33.6	0.8	0.5
	11	146.8	39.1	146.7	39.0	0.1	0.1	145.9	38.5	0.9	0.6

注）・年齢は，各年4月1日現在の満年齢である。
　　・「△」は減少を示す。

出典）文部科学省：学校保健統計調査平成30年度

子どものアレルギー疾患をみると，ぜん息，アトピー性皮膚炎が減少傾向にあるものの，全体的には増加傾向を示しており，4割弱が何らかのアレルギー疾患を抱えている。そして，これらの発症が少しずつ低年齢化していることも近年の特徴のひとつである。

アレルギー
症状への対
応の手順
参考資料6
p.126参照

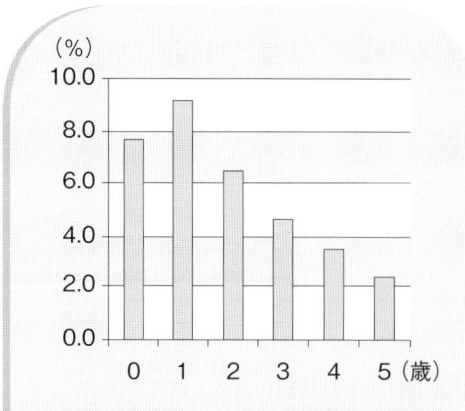

図3-2　食物アレルギーの有病率（年齢別）
出典）日本保育園保健協議会：保育所における食物アレルギーに関する全国調査，2009

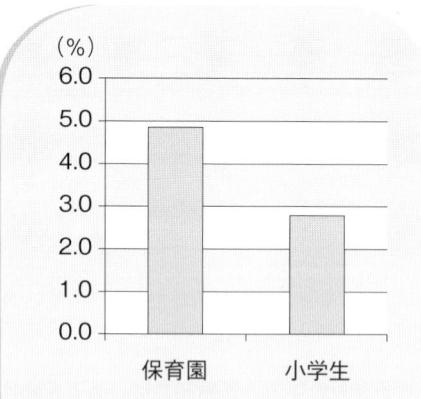

図3-3　食物アレルギーの有病率の比較
出典）日本保育園保健協議会：保育所における食物アレルギーに関する全国調査，2009

　乳幼児期の主なアレルギー疾患には，乳児期から問題になるアトピー性皮膚炎・食物アレルギー，幼児期から次第に増えるアレルギー性鼻炎・アレルギー性結膜炎及び気管支喘息などがある。また，保育所では食物アレルギー児の割合が4.9％と非常に高い。また，0～2歳児の食物アレルギーの有病率が特に高く，約6～10％であり，これは小学生の有病率2.6％の2倍以上である（図3-2，3-3）。

　これらのことから，乳児・1歳以上3歳未満児が増加している保育所におけるアレルギー児への対応が重要となってきている。

3）肥　　満

　食生活の欧米化に伴い，子どもの身体に変化が起きている。肥満は生活習慣病につながるおそれがあることから，将来の健康に関連が深い。文部科学省「学校保健統計調査平成30年度」において，肥満傾向児の出現率を前年度と比較すると，男子は7・8・10～12・14歳を除いた各年齢，女子では8・10・12～15歳を除いた各年齢で増加している。なお，男女共に1977（昭和52）年度以降，増加傾向であった肥満傾向児の出現率は，2006（平成18）年度あたりからおおむね減少傾向となっている（図3-4，3-5）。

（2）子どもの心についての課題

　子どもが健やかに育ち，未来の可能性を最大限に広げて生きていくためには，身体の視点からだけではなく，心の視点からも考えていくことが必要である。

　内閣府が実施した「平成30年度 我が国と諸外国の若者の意識に関する調査」は，自己肯定感，意欲，心の状態，社会規範，社会参加，将来像の観点から行われた調査である。諸外国と比べ日本の若者は，「自己肯定感」では自分自身に満足している，自分に長所があると感じている者の割合が最も低く，自分に長所があると感じている者の割合は前回調査（2013年度）より低下していた。「意欲」ではうまくいくかわからないことに対し意欲

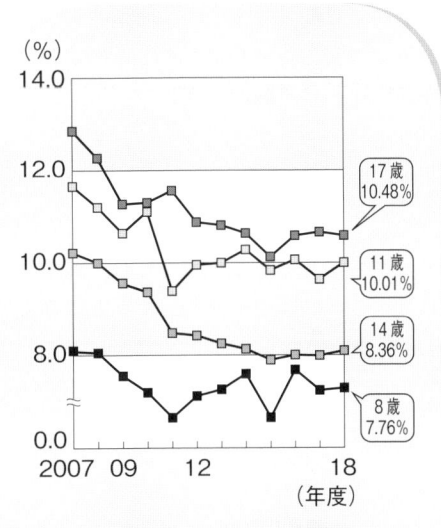

図3−4　肥満傾向児の出現率（男子）
出典）文部科学省：平成30年度学校保健
　　　統計調査

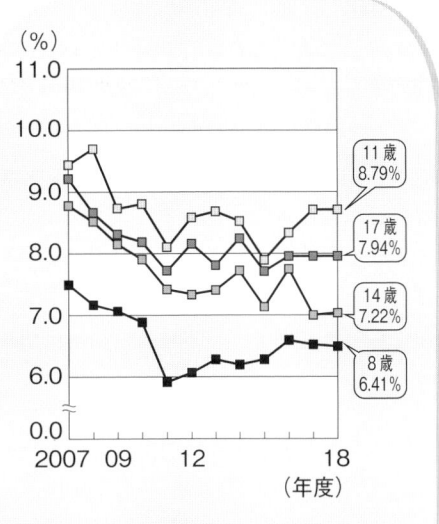

図3−5　肥満傾向児の出現率（女子）
出典）文部科学省：平成30年度学校保健
　　　統計調査

的に取り組むという意識が低く，「心の状態」では悩み事の有無について，心配・どちらかといえば心配とした者の割合が高かったのは「お金」「自分の将来」「仕事」の順で，最も低かったのは「友人や仲間のこと」だった。

　いずれからも，諸外国と比べて日本の若者の心の健康状態は，満足のいくものではないことがうかがえる。若者が健やかな心の状態を得るためには，乳幼児期からの健やかな心の育ちが大切である。

（3）子どもの養育環境・社会環境の課題

1）子どもの生活リズムの乱れ，睡眠不足や睡眠障害

　現代社会では活動が24時間化している。生活は夜型化し，睡眠時間が減少する傾向にある。子どもの生活が夜型になったのは，保護者の生活と深いかかわりがある。夜型化・睡眠時間の減少など子どもの生活リズムの乱れは，成長の遅れ，注意力・集中力の低下，眠気，易疲労感などをもたらすだけでなく，将来の生活習慣病の発症につながることがある。子どもの場合，眠気を意識することができずに，イライラ・多動・衝動行為などとしてみられることも少なくない。成長が著しい乳幼児期には，朝はさわやかに起き，夜はぐっすり眠ることが健康な生活を送るうえで必要なことである。周囲のおとなが十分に気をつけなければならないことである。

2）子どもとICTの課題

　ICTはinformation and communication technologyの略で，パソコンだけでなくスマートフォン（スマホ）やタブレット端末（タブレット）などのさまざまな形状のコンピュー

タを利用した通信技術の総称である。2008（平成20）年以降，日本ではスマホやタブレットが急速に普及した。1970年代から長く生活上の課題であったテレビ・ビデオの視聴時間は，テレビゲームや小型ゲームに費やす時間の増加に伴い減少傾向にある。

　ICTは社会生活全般の利便性を高め，教育や医療においても革新的なツールとして有効活用されている。その一方で，ICTの普及は，子ども社会における遊びや人間関係，生活習慣に大きな変化をもたらしている。ICTの弊害として，親子の絆から始まる人と人の絆を形成する機会を減らし，実社会での体験の機会を奪うことがある。そのため，健やかな成長・発達や社会性の形成が妨げられることがある。さらには，子どものネット依存も深刻化してきており，ICTの適正利用は解決すべき重要課題である。

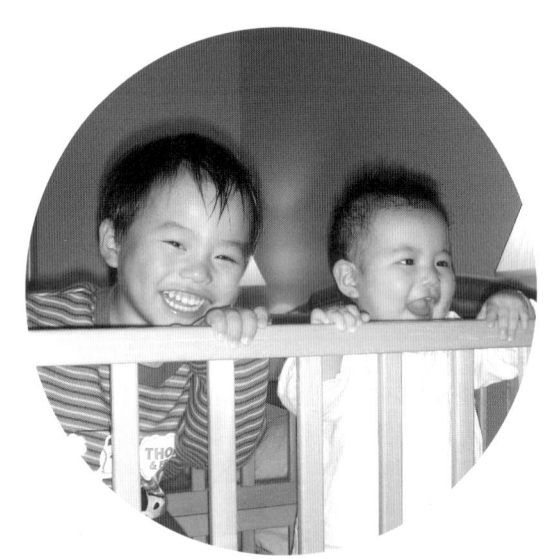

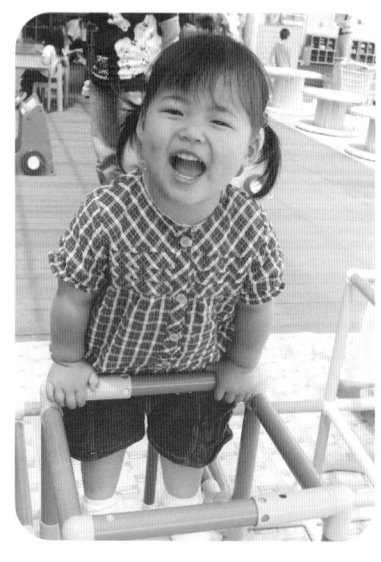

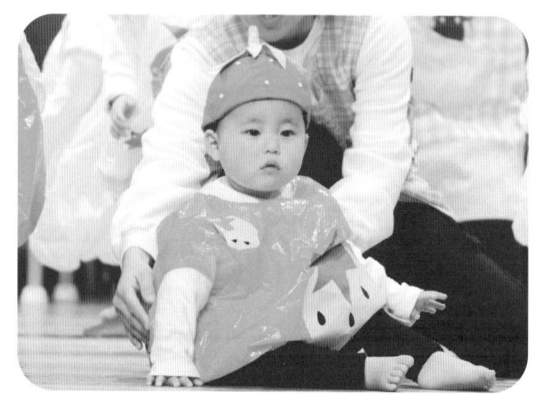

3 子どもを取り巻く地域における保健活動

　少子・高齢化の進展や晩婚化・晩産化と未婚率の上昇，核家族化，育児の孤立化と負担感の増加，子どもの貧困，小学生の肥満傾向児出現率の増加，3歳児のむし歯有病率の減少等，子どもを取り巻く環境は日々変化している。

　本章では，地域における子どもの健康・安全を守るための保健活動について学び，保育者としての役割，連携する機関・活動について理解する。

（1）地域における保健活動

　「健やか親子21」は，関係するすべての人びと，関連機関，団体が一体となって「すべての子どもが健やかに育つ社会」の実現をめざし，取り組む国民運動である。第1次計画（2001～2014年）の最終評価を受けて，第2次計画（2015～2024年）では，10年後にめざす姿の実現に向けた3つの基盤課題と2つの重点課題が設定された（図3-6）。

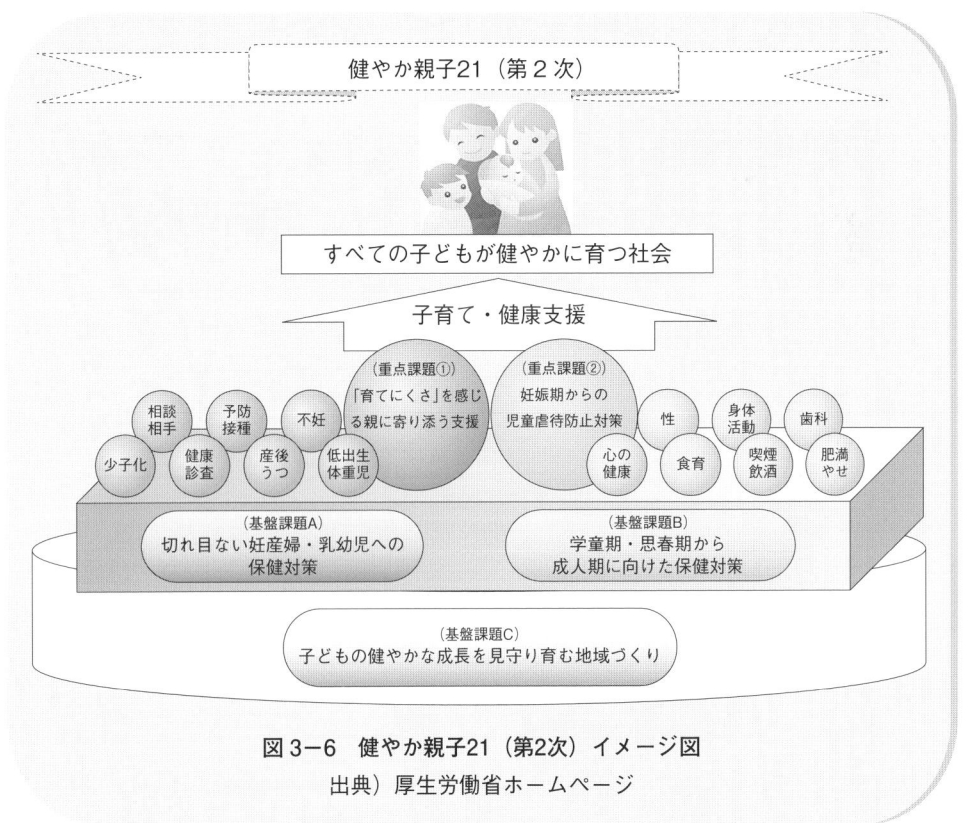

図3-6　健やか親子21（第2次）イメージ図
出典）厚生労働省ホームページ

（2）子ども・子育て支援制度

　幼児期の学校教育や保育，地域の子育て支援の量の拡充や質の向上を進めていくために
つくられた制度である。必要とするすべての家庭が利用でき，子どもたちがより豊かに
育っていける支援を目ざして，取り組みを進めている（図3-7）。

（3）母子保健対策

　妊産婦や乳幼児が，全国どの市町村に住んでいても安心して健康な生活ができるよう，
母子保健法の改正により，2017（平成29）年4月から子育て世代包括支援センター（以下，
センター）の設置が推進されている（図3-8）。センターの支援対象は，すべての妊産婦（産
婦：産後1年以内），および就学前の乳幼児とその保護者である。妊娠前から子育て期に
わたって，保健・医療・福祉・教育等の地域の関係機関による切れ目のない一貫性・整合
性のある支援の実現，リスクの早期発見と予防的かかわりが期待されている。

　しかし，重篤な問題以外での予防的な支援の手薄さ，また支援する側の連携不十分から
支援に一貫性を欠いている等の課題がある。2017（平成29）年8月，利用者目線に立った
一貫性・整合性のある支援実現に向けて，「子育て世代包括支援センター業務ガイドライン」
が作成された（表3-2）。

（4）学校保健

　「学校保健安全法」（旧学校保健法，最終改正2016年4月）は児童・生徒等および職員の
健康の保持・増進を図るため，学校における保健管理に関し必要な事項を定めているもの

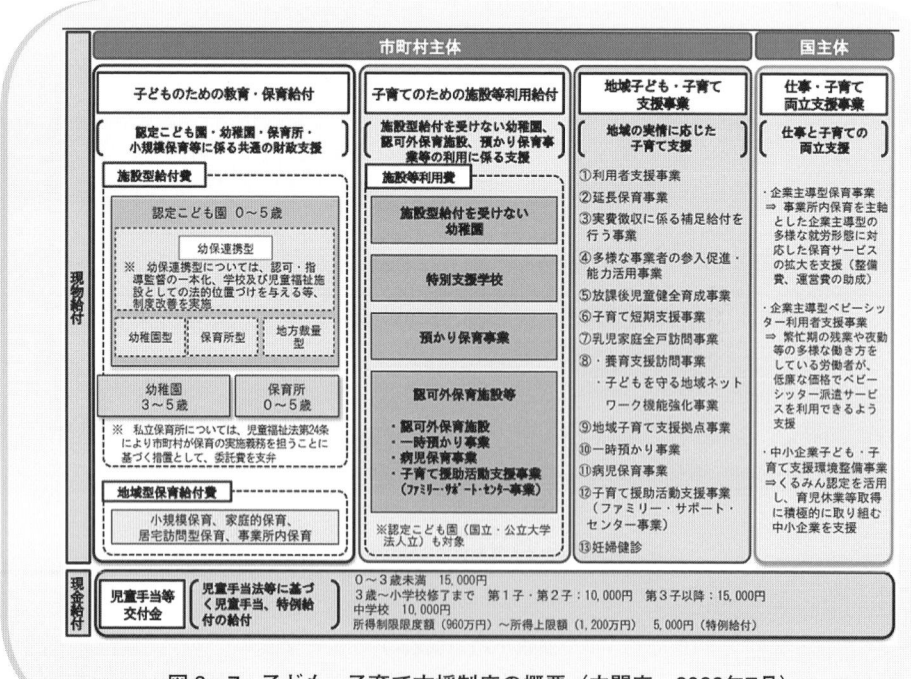

図3-7　子ども・子育て支援制度の概要（内閣府，2022年7月）

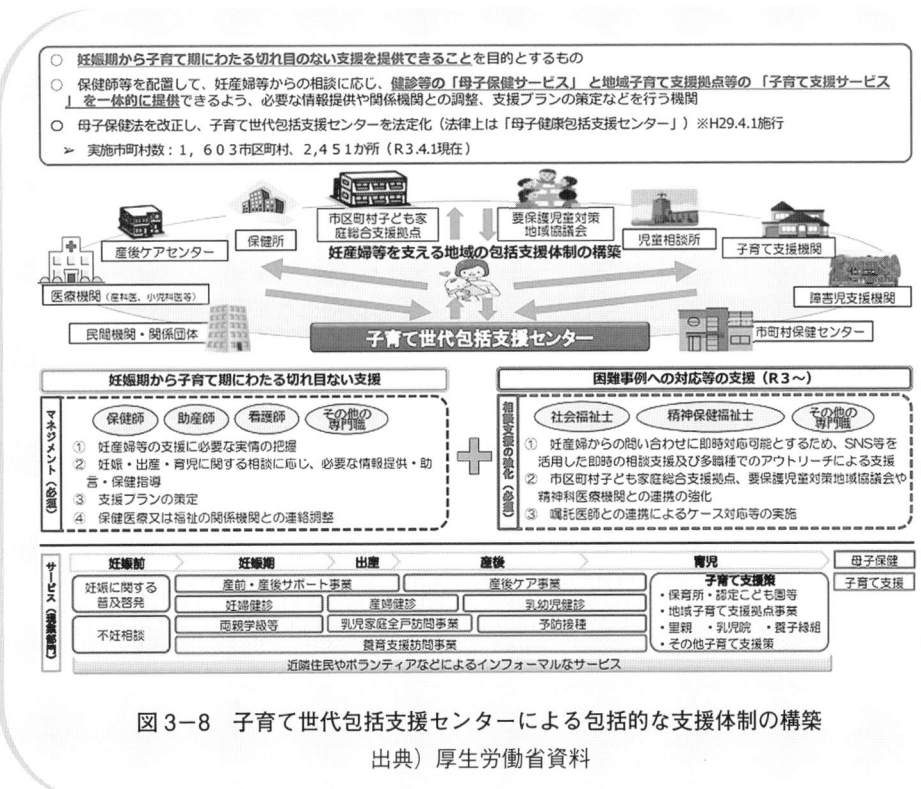

図3-8　子育て世代包括支援センターによる包括的な支援体制の構築

出典）厚生労働省資料

表3-2　子育て世代包括支援センターの必須業務

① 妊産婦・乳幼児等の実情を把握すること。
② 妊娠・出産・子育てに関する各種の相談に応じ，必要な情報提供・助言・保健指導を行うこと。
③ 支援プランを策定すること。
④ 保健医療または福祉の関係機関との調整を行うこと。

出典）国の子育て世代包括支援センター業務ガイドライン，2017

である。保育所は児童福祉施設であるが，子どもや教職員の健康診断および保健的対応については，「学校保健安全法」に準拠して行われている。

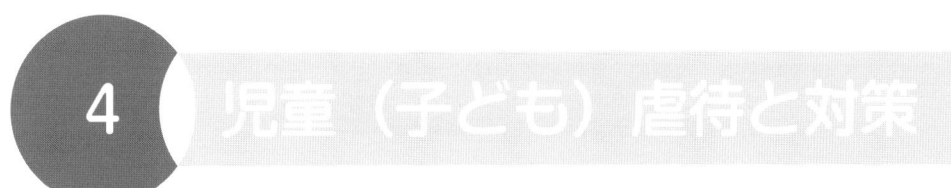
4　児童（子ども）虐待と対策

児童虐待によって年間約50人もの未来ある子どもの命が失われている。虐待が子どもの心や身体，人格形成に及ぼす影響は大きく，児童虐待防止対策は重要な社会的課題である。

児童虐待
第2章
p.14, 15
参照

乳幼児期の子どもにとって，保育者は家族と同様に日常の生活をともに過ごす重要な存在である。保育者は，専門職として児童虐待の実態や虐待防止対策について学び，保育者としてできること（役割）について理解しておきたい。

（1）児童虐待防止法と虐待の定義

児童虐待の防止等に関する法律
参考資料4
p.123, 124
参照

　児童虐待の防止については，各種法令の制定・改正により制度的な充実が図られている。2000（平成12）年11月に施行された「児童虐待の防止等に関する法律（平成12年法律第82号）」（略称：児童虐待防止法）では，① 児童に対する虐待の禁止，② 虐待されている児童を発見した場合には通告の義務があること，③ 虐待を受けた児童を保護することなどを規定している。

　また，第2条には児童虐待とは，子どもを監護する保護者（親権者や未成年後見人，児童施設等の児童を監護している人等）が子ども（18歳未満）の人権を著しく侵害し，その心身の成長や人格形成に重大な影響を与える行為のこと，と定義されている。

　児童虐待防止法施行後，児童相談所への相談件数は年々増加している（第2章p.14図2-4参照）。一方で，心中以外の虐待によって死亡した児童数は，ここ数年ほぼ横ばい（50人前後）である。虐待死の事例の6割には，関係機関（児童相談所や市町村虐待対応担当部署）の関与がなかったとされている。

（2）虐待の分類，リスク要因，子どもへの影響

1）虐待の分類（児童虐待防止法第2条）

　虐待は，子どもに加えられる行為によって4つに分類されている（表3-3）。これらは

表3-3　児童虐待の種類と例

身体的虐待	殴る，蹴る，叩く，投げ落とす，激しく揺さぶる，やけどを負わせる，溺れさせる等
性的虐待	子どもへの性的行為，性的行為を見せる，ポルノグラフィティの被写体にする等
ネグレクト	家に閉じ込める，食事を与えない，ひどく不潔にする，自動車の中に放置する，重い病気になっても病院に連れて行かない等
心理的虐待	言葉により脅し，無視，きょうだい間での差別的扱い，子どもの目の前で家族に対して暴力をふるう（DV：ドメスティックバイオレンス）等

表3-4　虐待に至るおそれのあるリスク要因（厚生労働省）

保護者側	保護者自身の性格や不健康な状態から発生するもの（精神疾患，アルコール依存，薬物依存，攻撃的・衝動的な性格），妊娠，出産，育児に起因したストレスから発生するもの（育児不安や育児ストレス，産後うつ病，望まない妊娠や生まれた子どもに愛情を持てない等），被虐待経験等
子ども側	乳児期，何らかの育てにくさがある（小さく生まれた子，障害児など）等
養育環境	複雑で不安定な家庭・家族関係（シングルマザー等の単身家庭，子ども連れの再婚家庭，人間関係に問題を抱える家庭，転居を繰り返す家庭，夫婦の不和，家庭内暴力等の不安定な家庭，定期健診を受けない等），社会的孤立や経済的に不安のある家庭（親族や地域社会から孤立した家庭，経済的な不安のある家庭等）

重複していることが多い。

2）リスク要因

主に保護者側，子ども側，養育環境の3つに分類できる。これらが複雑に絡み合って児童虐待は起きている（表3-4）。

3）子どもへの影響

虐待は，成長・発達過程にある子どもの心や身体，人格形成に重大な影響を与える。

① **身体への影響**　外傷・火傷，頭蓋内出血，ひどいむし歯，栄養障害，ネグレクト（不適切な養育）や長期間にわたるストレスによる成長障害（低身長・体重増加不良）等を引き起こすことがある。

ひどいむし歯
第4章p.48
コラム参照

② **知的発達**　ネグレクトや愛情不足によって知的刺激が少ない環境下で育つと，話せる言葉が極端に少ない，年齢相応の基本的な生活習慣が身についていない等，知的発達の妨げとなっていることがある。

③ **心への影響**　虐待によって心の傷（トラウマ）をもったまま適切な治療を受けずに放置すると，思春期以降後に心的外傷後ストレス障害（post-traumatic stress disorder：PTSD）を発症することがある。この他にも，子どもの頃に虐待を受けているとうつ病やアルコール・薬物依存症，統合失調症，人格障害等といった精神疾患の発症率が高くなる可能性が示されている。子どもにとって最も安心して信頼できるはずの養育者との間に愛着関係を形成できていない場合には，他人との間に信頼関係を上手に構築できないことがある。また，人格を否定するような言動や厳しすぎるしつけが繰り返された場合には，自己肯定感をもてない子どもになりやすい。日常的に身体的暴力を受け続けた場合には，落ち着きのない行動や攻撃的・衝動的な行動がみられる。

最近の研究では，児童虐待によって放出されたストレスホルモンが脳の発育を遅らせるとの報告がある。厳しい体罰を受けた被虐待児では，前頭葉（感情をつかさどる領域）が縮小し，凶暴になったり，集中力が低下する。暴言を受けた被虐待児では，聴覚野が変形し，聞こえや会話，コミュニケーションがうまくできないことがある。保護者・家庭内のドメスティックバイオレンスを目撃した被虐待児では，視覚野が縮小し，他人の表情がわかりにくくなり対人関係がうまくいかないことがある。虐待によって脳の扁桃体（感情をつかさどる領域）は興奮しやすくなり，感情のコントロールが難しく，些細なことでキレやすくなる。

（3）虐待防止対策

度重なる深刻な虐待死亡事故を受けて，法の整備が進められている。2017（平成29）年4月には，「児童福祉法等の一部を改正する法律（平成28年法律第63号）」が施行され，児童虐待の発生予防から自立支援までの一連の対策が強化された。2017年6月には，「児童福祉法及び児童虐待の防止等に関する法律の一部を改正する法律（平成29年法律第69号）」が制定され，家庭裁判所が都道府県等へ保護者への指導を勧告することができるようになった。また，2022年には「児童福祉法等の一部を改正する法律」が成立し，子育て世帯に対する支援の場が拡充され，児童福祉司の任用要件に，児童虐待に関する専門的な対応

児童福祉法等の一部を改正する法律
参考資料3
p.122参照

を要する旨等の追加がなされた（図3-9）。

1）虐待の発生予防

　発生予防対策として地域社会においては，前述した子育て世代包括支援センターの全国展開に加えて，以下の4つの活動が行われている。

　①　乳児家庭全戸訪問事業　通称「こんにちは赤ちゃん事業」と呼ばれている。生後4か月までの乳児がいる家庭を訪問し，子育て支援に関する情報提供や養育環境等の把握を行っている。訪問スタッフは，母子保健推進委員，児童委員，子育て経験者等である。2020（令和2）年4月1日現在，全1,741市町村のうち99.9％（1,725市町村）で実施されている。

　②　養育支援訪問事業　養育支援が特に必要であると判断される家庭に対して，保健師・助産師・保育士等が訪問し，養育に対する指導・助言等を行う。さらに，地域子育て支援拠点事業の内容を強化して，児童を一時的に養育・保護するショートステイ，およびトワイライトステイを推進する事業である。2020（令和2）年4月1日現在，83.2％（1,448/1,741市町村）で実施されている。

　③　地域子育て支援拠点事業　子育て中の親子が気軽に集い，相互交流や子育ての不安・悩みを相談できる場を提供している。公共施設の空きスペースやマンション等の一室，

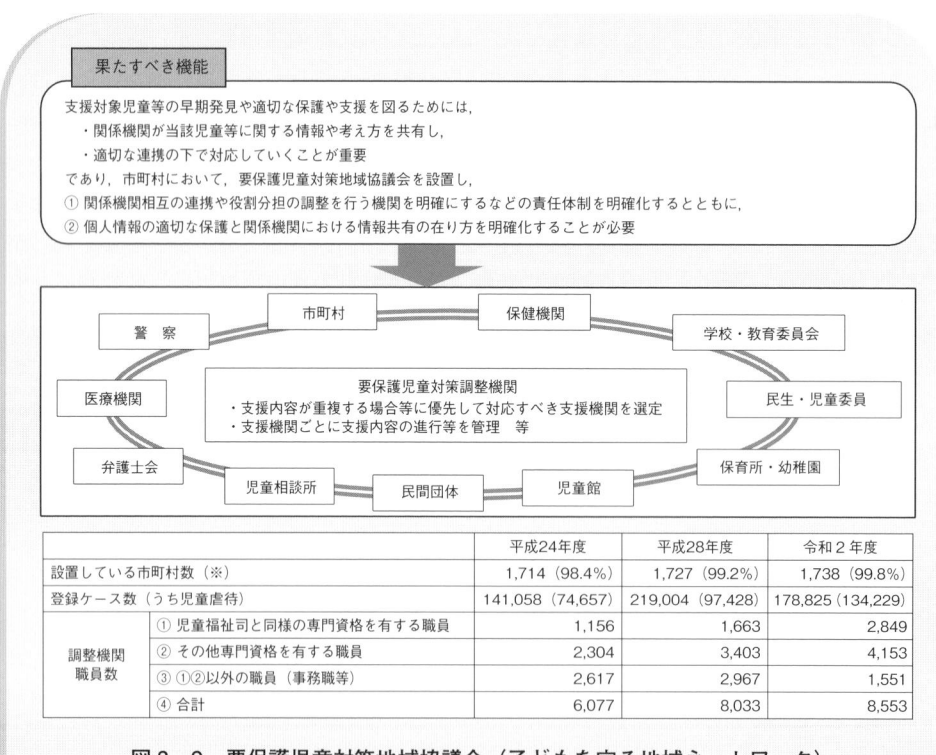

図3-9　要保護児童対策地域協議会（子どもを守る地域ネットワーク）

	平成24年度	平成28年度	令和2年度
設置している市町村数（※）	1,714 （98.4％）	1,727 （99.2％）	1,738 （99.8％）
登録ケース数（うち児童虐待）	141,058 （74,657）	219,004 （97,428）	178,825 （134,229）
調整機関 職員数 ① 児童福祉司と同様の専門資格を有する職員	1,156	1,663	2,849
② その他専門資格を有する職員	2,304	3,403	4,153
③ ①②以外の職員（事務職等）	2,617	2,967	1,551
④ 合計	6,077	8,033	8,553

出典）平成24年，平成28年度：厚生労働省雇用均等・児童家庭局総務課調べ

令和2年度：厚生労働省子ども家庭局家庭福祉課調べ

保育所・幼稚園等で行われている。2021（令和3）年度は，7,856か所で実施されている。

④　**就学時健診を活用した取り組み**　　子育て講座や家庭教育に関する学習機会の提供，家庭教育支援チームによる相談対応等の取り組みを支援している。虐待リスクのある子どもを把握した場合は，教育委員会へ速やかに報告する。

2）児童虐待発生時の迅速・的確な対応

虐待が発生したときには，要保護児童対策地域協議会（子どもを守る地域ネットワーク），市区町村子ども家庭総合支援拠点，児童相談所が連携して的確な対応にあたる。

①　**要保護児童対策地域協議会**　　虐待の早期発見・早期対応のため，各地方自治体に設置され，たらい回しや放置ケースの減少，ケースの押しつけ合いの解消などが期待されている（図3－9）。要保護児童対策地域協議会は，厚生労働省（2023年4月からはこども家庭庁の所管に移行）が児童福祉法に基づき，地方公共団体へ設置の努力義務化を推進したもので，2020（令和2）年4月1日現在，99.8％（1,738/1,741市町村）で設置されている。

②　**市区町村子ども家庭総合支援拠点**　　子どもとその家庭や妊産婦等を対象に，実情の把握，子ども等に関する相談全般から通所・在宅支援を中心としたより専門的な相談対応や必要な調査，訪問等による継続的なソーシャルワーク業務まで行う機能を担う。

③　**児童相談所**　　子どもに関する家庭などからの相談に応じ，子どもが有する問題や子どものニーズ，子どもの置かれた環境の状況等を的確にとらえ，子どもや家庭に適切な援助を行う。

（4）虐待を受けた子どもの自立支援の取り組み

虐待を受けた子どもの自立に向けて，親子関係の再構築支援の強化，里親委託等の家庭療育の推進，18歳以上の者への支援の継続など，一人ひとりの子どもの状況に合わせた支援が行われている。

（5）虐待防止に向けた保育所・幼稚園等および保育者の役割

保育者は，前述の「要保護児童対策地域協議会」の一員であり，児童虐待を発見しやすい立場にあることを自覚し，虐待の早期発見，予防に向けた啓発活動に努める。

保育者が虐待（疑いを含む）の情報を得た場合には，園長を通じて速やかに児童相談所や県の福祉事務所，市町村に相談や通告を行う。2004（平成16）年の児童虐待防止法の改正に伴い，通告義務の範囲が拡大され，虐待を受けたと思われる場合（疑いを含む）も通

表3－5　虐待が疑われる子どもの特徴

・原因不明の不自然な新旧・多数のあざ・火傷・骨折。	・不衛生な身なり，異臭がする。
・むし歯が多く，長期間にわたり治療されていない。	・無表情，少しのことで怯える，落ち着きがなく周囲をうかがう。
・乳幼児健診や予防接種を受けていない。	・異常な食欲，極端な偏食。
	・保護者が現れるとそわそわする。
	等

評価　3：強くあてはまる　2：あてはまる　1：ややあてはまる　0：あてはまらない

子どもの様子（安全の確認）	評　価
不自然に子どもが保護者に密着している	
子どもが保護者を怖がっている	
子どもの緊張が高い	
体重・身長が著しく年齢相応でない	
年齢不相応な性的な興味関心・言動がある	
年齢不相応な行儀の良さなど過度のしつけの影響が見られる	
子どもに無表情・凍りついた凝視が見られる	
子どもと保護者の視線がほとんど合わない	
子どもの言動が乱暴	
総合的な医学的診断による所見	

保護者の様子	評　価
子どもが受けた外傷や状況と保護者の説明につじつまが合わない	
調査に対して著しく拒否的である	
保護者が「死にたい」「殺したい」「心中したい」などと言う	
保護者が子どもの養育に関して拒否的	
保護者が子どもの養育に関して無関心	
泣いてもあやさない	
絶え間なく子どもを叱る・罵る	
保護者が虐待を認めない	
保護者が環境を改善するつもりがない	
保護者がアルコール・薬物依存症である	
保護者が精神的な問題で診断・治療を受けている	
保護者が医療的な援助に拒否的	
保護者が医療的な援助に無関心	
保護者に働く意思がない	

生活環境	評　価
家庭内が著しく乱れている	
家庭内が著しく不衛生である	
不自然な転居歴がある	
家族・子どもの所在が分からなくなる	
過去に虐待歴がある	
家庭内の著しい不和・対立がある	
経済状態が著しく不安定	
子どもの状況をモニタリングする社会資源がない	

図3-10　子ども虐待評価チェックリスト（確認できる事実および疑われる事項）
出典）厚生労働省：子ども虐待防止の手引き，p. 51，2013

告の対象となった。児童相談所全国共通ダイヤル「189（いちはやく）」へ電話をかけると，最寄りの児童相談所につながる。虐待が疑われる子どもの特徴の一例を表3-5に示した。

　虐待発生の予防には，リスクアセスメントシートや虐待評価チェックリスト（図3-10）の活用等，客観的なリスクの把握も大切である。リスクアセスメントに際しては，虐待のリスクと家族のストレングス（強み）を把握し，両者のバランスを考慮したうえで虐待の重症度を評価する。その結果，虐待のリスク，重症度が高い場合には，子どもの安全確保を最優先し，躊躇なく一時保護等を実施する。この際，養育者がリスク要因を有しているからといって必ずしも虐待をしているわけではないので，決めつけないよう留意する。

　虐待を受けている子どもは自分で解決できずに，周囲の人に必死にSOSのサインを出している。保育者は子どもの心と身体に生じている変化を注意深く観察し，支援につなげる必要がある。同時に，保育者は養育者の心に寄り添う姿勢をとる。多くの虐待は，養育者の心が追い詰められた結果として行われる。養育者自身が誰かにSOSを発信できるよう，保育者は問い詰めたり批判するのではなく，思いやりの気持ちをもってあたたかく養育者と子どもを見守る，声をかける，必要に応じて関係諸機関へつなげることが重要である。

　虐待を受けた子どもたちは，一般的に自己肯定感が極端に低く，しかると固まり，ほめ言葉が心に届きにくいという特徴がある。保育者はこうした子どもの心情・特徴を理解し，普通の子ども以上にほめて育てるようにしたい。また，虐待によって癒されることのない深い心の傷（トラウマ）を抱えている子どもについては，専門的な治療と心のケアが必要である。保育者は関係機関と連携してその子どもが安全で安心と思える保育環境に調整することが大切である。子どもをやさしく抱きしめる，目と目を合わせたコミュニケーション・会話，養育者に代わって惜しみない愛情を子どもたちに注ぎたい。

●参考文献
・厚生労働省「健やか親子21」の最終評価等に関する検討会（2014）「健やか親子21（第2次）について検討会報告書」
・厚生労働省子ども家庭局母子保健課（2018）「国における母子保健対策～特に子育て世代包括支援センターについて～」全国保健所長会研修会資料
・厚生労働省（2017）「子育て世代包括支援センター業務ガイドライン」
・厚生労働省子ども家庭局家庭福祉課（2022）「子ども虐待による死亡事例等の検証結果等について（第18次報告）のポイント」
https：//www.mhlw.go.jp/content/11900000/01.pdf
・「児童虐待の防止等に関する法律」（平成十二年法律第八十二号）
・厚生労働省雇用均等・児童家庭局総務課（2013）「子ども虐待対応の手引き（平成25年8月改正版）」
https：//www.mhlw.go.jp/seisakunitsuite/bunya/kodomo/kodomo_kosodate/dv/130823-01.html（2013）
・厚生労働省（2018）「児童虐待防止対策（厚生労働省，警視庁，法務省，文部科学省）」『平成30年版子供・若者白書』

・厚生労働省雇用均等・児童家庭局家庭福祉課　厚生労働省社会・援護局障害福祉部障害福祉課（2009）「被措置児童等虐待ガイドライン～都道府県・児童相談所設置市向け～」

・厚生労働省（2018）「平成28年度における被措置児童等虐待への各都道府県市の対応状況について」

・厚生労働省雇用均等・児童家庭局（2018）「地域子育て支援拠点事業の実施について（実施要項）」

・友田明美（2016）「特集　子ども虐待とケア　被虐待者の脳科学研究」『児童青年精神医学とその近接領域』57（5），719～729

・佐地　勉他（2011）『ナースの小児科学　改訂5版』中外医学社

・文部科学省（2012）幼児期運動指針

・文部科学省（2019）　学校保健統計調査－平成30年度（確定値）の結果の概要

・内閣府（2014）　平成26年度版子ども・若者白書　pp.78－84

・日本保育園保健協議会（2009）保育所における食物アレルギーに関する全国調査

・日本小児保健協会（2015）子どもとICT（スマートフォン・タブレット端末など）の問題についての提言　日本小児連絡協議会「子どもとICT～子どもたちの健やかな成長を願って～」委員会，日本小児保健研究，第74巻　第1号

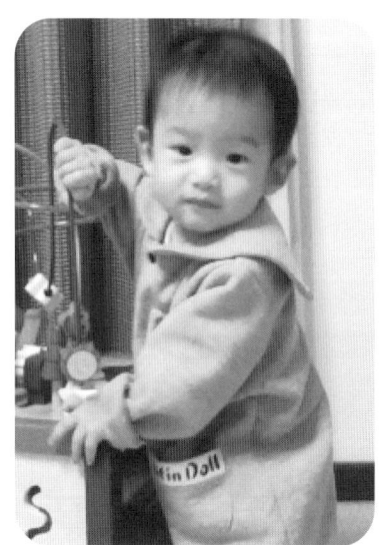
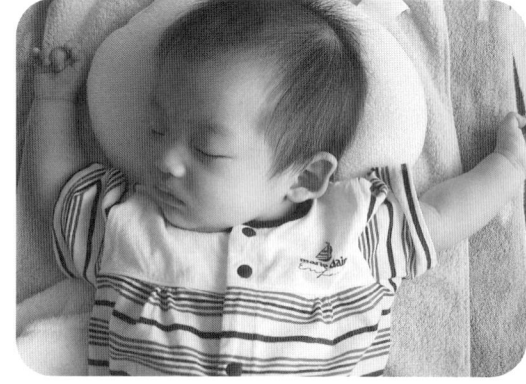
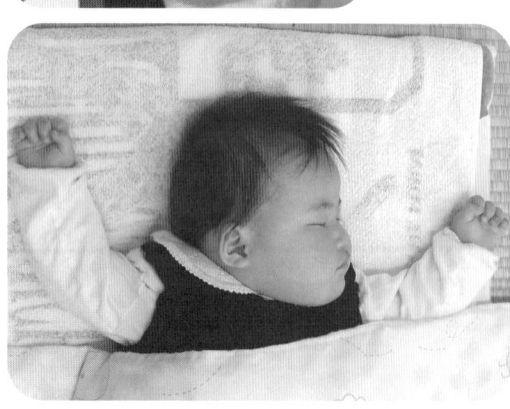
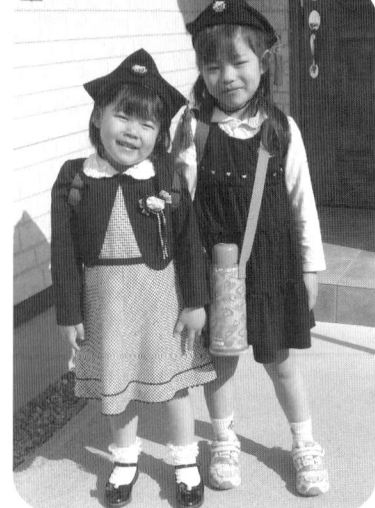

第4章 子どもの成長・発達と保健

1 子どもの成長と発達

（1）子どもの発育

1）成長・発達と発育

　年齢とともに進む子どもの変化をさす言葉として，"成長"と"発達"がある。"成長"は身長，体重，頭囲などの形態の量的な増加を示す場合に使用し，"発達"は運動，言語，社会性などの機能の質的な成熟を示す場合に用いる。低身長は成長の障害，脳性まひ（生まれる前後での脳への傷害で運動障害を示す病態）や精神発達遅滞（何らかの原因で知能発達の停滞を認める病態）は発達の障害としてとらえることができる。また，広汎性発達障害や注意欠如・多動性障害も発達の障害に含まれる病態である。

　健康な子どもでは"成長"と"発達"が並行して進行するので，この2つの概念を包含する"発育"という用語を用いることもある。保育の現場においてもこれらの用語の概念を意識することで子どもの成長，発達，発育への理解がより深まることが期待される。

　子どもの発育は，月齢や年齢により特徴的な変化を示すため，子どもにかかわる専門職はその特徴を理解しておくべきである。また，子どもの発育は年齢とともに変化するものであり，各年齢時点での評価に加え，経時的に評価することも重要である。これら発育の状態は日々の保育の現場での観察や乳幼児健康診査や保育所・幼稚園・学校等での健康診断などで評価される。

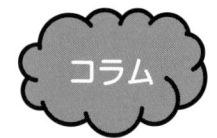

健康診査と法律

　市町村で行われる1歳6か月児および3歳児健康診査は「母子保健法」，保育所における健康診断は「児童福祉施設の設備及び運営に関する基準（内閣府令，2023年4月こども家庭庁設置以前は厚生労働省令）」，幼稚園・小中学校での健康診断は「学校保健安全法」で規定されている。

2）発育の見方と留意点

　ヒトの発育を理解するモデルとして，スキャモンの発育曲線（図4-1）がある。これはヒトの器官をリンパ系型，神経系型，一般型，生殖器型の4類型に分類し，それぞれの発育過程の特徴を示すものである。心臓・腎臓などに代表される一般型は，ほぼ年齢とともに重量と機能を増加させるが，あとの3型は特徴的な発育曲線を示す。脳の重量増加や神経細胞回路の形成に伴う運動能力の向上などを意味する神経系型は3歳で成人の80％程度に達していることから，乳幼児期は神経系の発達に非常に重要な時期であることがわかる。

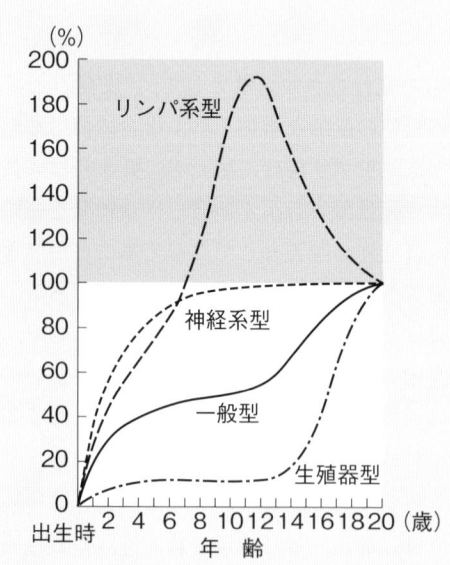

図4-1　スキャモンの発育曲線
20歳の発育を100とした場合，それぞれの年齢での発育の程度を百分比で示している。
リンパ系型：胸腺，リンパ節，扁桃腺など
神経系型：脳，脊髄，視覚器など
一般型：呼吸器，消化器，腎臓，心臓，脾臓，筋肉，骨格など
生殖器型：精巣，卵巣，精巣上体，子宮，前立腺など

リンパ系型にはリンパ節だけでなく，扁桃腺や胸腺，血液中のリンパ球などが含まれる。リンパ系型器官は，幼児期・学童期での発育が成人以上で，その後に成人並みに低下するという特徴がある。これは幼児期における生理的状態としての扁桃肥大（図4−2），胸腺肥大，白血球分類において好中球よりリンパ球が多い状態を示している。

　子どもの成長に影響する因子として遺伝的な因子（遺伝因子），後天的な因子（環境因子）がある（図4−3）。

　環境因子による成長障害を示す児童虐待では，栄養不良だけでなく，"大切にされない"という心理的要因によっても成長障害をきたすことがある。十分な愛情が注がれていない子どもにみられる低身長を愛情遮断性低身長症という。

　ヒトの機能的な発達には，①運動機能（姿勢・反射・運動能力など）の発達，②精神機能（認知・情緒・社会性・言語など）の発達，③生理機能（循環機能・消化機能・感覚器など）の発達がある。

　乳児の発達は，姿勢・運動や原始反射・姿勢反射によって評価する。乳幼児健康診査（以下健診）の時期は，およその発達の目安となる姿勢や運動を評価する時期に設定されている。図4−4にそれぞれの健診において確認すべき問診項目を示す。

　乳幼児においては身長・体重だけでなく頭囲にも注意を払う。頭囲の観察により，水頭

頭囲 p.51, 第5章 p.81, 82 参照

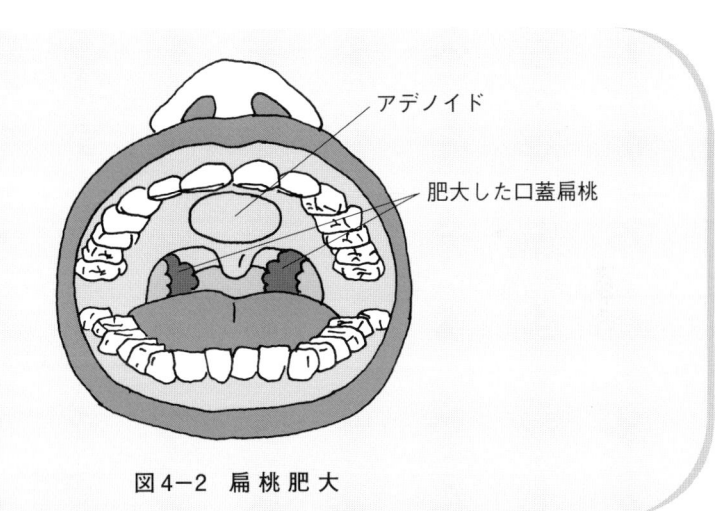

アデノイド

肥大した口蓋扁桃

図4−2　扁桃肥大

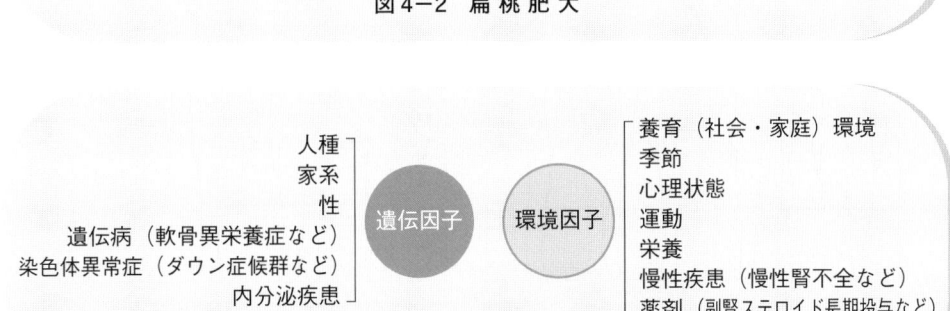

人種
家系
性
遺伝病（軟骨異栄養症など）
染色体異常症（ダウン症候群など）
内分泌疾患

遺伝因子　環境因子

養育（社会・家庭）環境
季節
心理状態
運動
栄養
慢性疾患（慢性腎不全など）
薬剤（副腎ステロイド長期投与など）

図4−3　子どもの成長に影響する因子

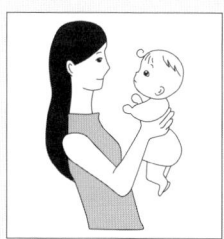 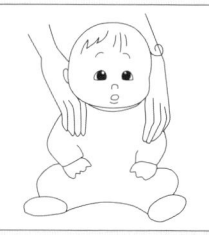 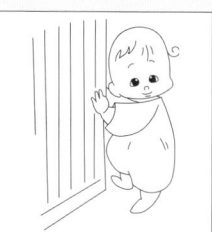

4か月：首のすわり　　7か月：おすわり　　10か月：つかまり立ち

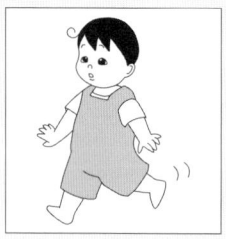 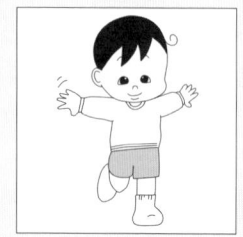

1歳6か月：ひとり歩き　　3歳6か月：片足立ち

図4-4　乳幼児健康診査の問診項目

症などの頭蓋内の病気や頭蓋骨早期癒合症などの頭蓋骨の病気を早期に発見できる場合がある。注意すべき状態として，身長や体重に比し頭囲が異常に大きい，あるいは小さいことがあげられる。低栄養による発育の停滞は体重，身長，頭囲の順に起こり，頭囲に比し体重が小さくなる傾向がある。

（2）発育の特徴
1）新生児期以降の子ども
　子どもはおとなに比べ頭部が大きく，新生児は4頭身，2歳児は5頭身，6歳で6頭身

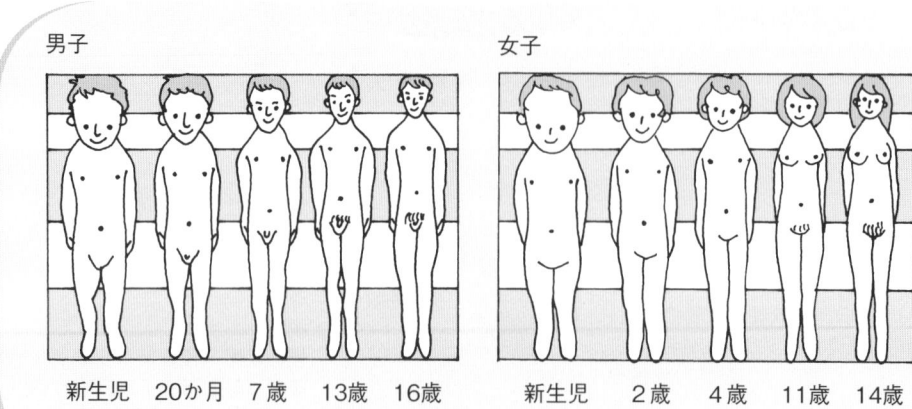

図4-5　頭長と身長の比

になり，12歳には7頭身となる（図4-5）。そのため子どもの体重あたりの体表面積はおとなより大きく，汗などの皮膚からの水分喪失による体温異常や脱水などの病気を起こしやすい。

　ヒトの一生の中で成長の著しい時期は，乳児期と思春期である。乳児期を第一発育急進期，思春期を第二発育急進期と呼ぶ（図4-6）。表4-1に子どもの年齢と体重・身長の増加比率の関係を示す。乳児期での増加が大きく，1歳時には，身長は出生時の1.5倍，体重は出生時の3倍になる。

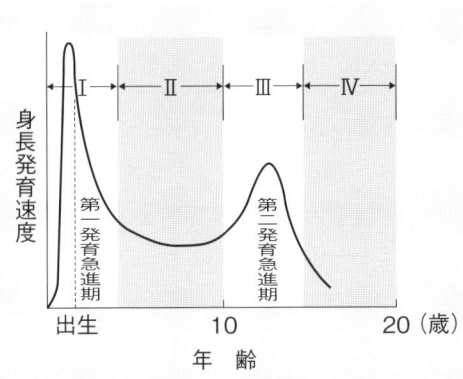

図4-6　身長発育速度

出典）猪飼道夫・高石昌弘：身体発育と教育　教育学叢書19，第一法規出版，p.17，1967

表4-1　体重および身長の増加率

	出生時	4か月	1歳	2歳	4歳	5歳	12歳
体　重	1	2	3	4	5	6	—
身　長		—	1.5	—	2	—	3

注）出生体重（標準3kg），出生身長（標準50cm）を1としたときの比率

日本人の成長促進現象

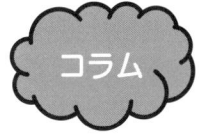
コラム

　1900年から1980年代後半にかけて日本人成人身長（最終身長）は男女ともに増加するという成長促進現象を示した。日本小児内分泌学会は「乳幼児身体発育調査報告書」と「学校保健統計調査報告書」を検討し，成人身長の成長促進現象は男女ともに1990年代前半に終了したと考えられること，日本人の思春期時期の成長促進現象は2000年にほぼ終了したと考えられることを報告している。

2）胎　　児

　保育の場で胎児にかかわることはないが，出生前の胎児期の発育や出生時の状況は乳幼児の健康に影響することがあるため，保育に携わる者には出産前後の女性の生活スタイルや健康状態等についての情報を得ることも必要である。

　ヒトの受精卵は，受精後2週程度の間に着床といわれる子宮内膜への接着と侵入を行った後，胎芽・胎児へと発育していく。その後，約38週の在胎期間を経て胎児は出生を迎える。受精から出生までの期間は以下の3期に分けられる。

> ・胚芽期（受精から着床までの2週間）
> ・胎芽期（受精後3週目から6週間）
> ・胎児期（胎芽期以降出生まで）

　胎芽期から胎児期初期（受精後12週頃）は器官が形成される時期で，この時期の風疹ウイルスなどの感染や催奇性が強い薬剤の服用により重篤な奇形を合併することがある。この外部からの影響を受けやすい時期のことを臨界期という。臨界期は臓器により異なり，脳や心臓は3〜6週，目や耳は4〜9週，四肢は4〜7週とされている（図4-7）。

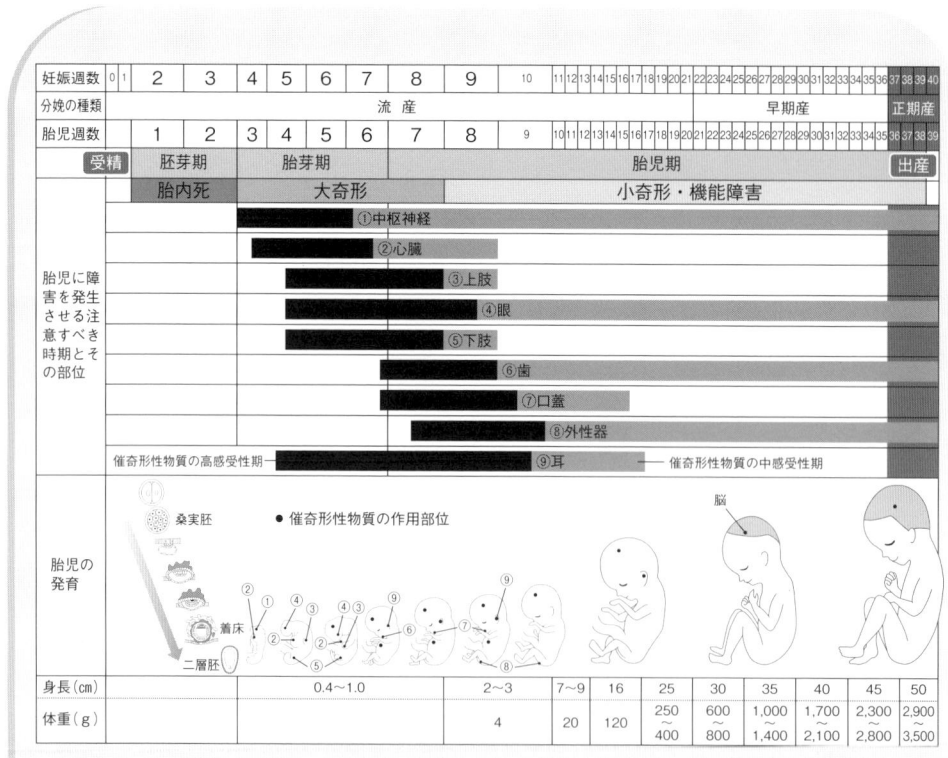

図4-7　胎児に障害を発生させる時期とその部位
出典）Moore, K. L., 1982を改変

2 子どもの生理機能の発達

（1）子どもの生理機能

　生理機能とは，栄養の吸収，排泄，代謝など生命を維持するために必要な身体の働きのことである。子どもはおとなに比べ新陳代謝がさかんであり，単位体表面積あたりの基礎代謝量が大きいという生理学的特徴をもっている。生理機能は発育とともに向上し，老化とともに低下する。ヒトには外的または内的環境の変化を受けても体温，血圧，血糖，血中酸素濃度などの生理機能を常に一定にし，恒常性を保とうとする機能が備わっている。これをホメオスタシスといい，脳の視床下部による制御を受ける内分泌系と自律神経系が重要な働きをしている。

　内分泌系とは，内分泌を行うしくみのことで，内分泌器管から分泌される物質をホルモンという。おもなホルモンを表4-2に示す。

　自律神経系は，循環，呼吸，消化，体温調節などの機能の制御にかかわる神経の系統で，内分泌系と協調して内臓の生理機能の恒常性維持を担当している。自律神経は機能的に交感神経と副交感神経とに分類される。

　交感神経は，身体活動に必要な機能を亢進させ，副交感神経は腸管の消化・吸収などを亢進させる。臓器は交感神経と副交感神経の二重支配により拮抗的な支配を受けている。心拍数や心拍出量は交感神経により亢進し副交感神経により抑制され，消化器の活動は副交感神経により亢進し交感神経により抑制される。

1）生理機能の維持

　生理機能の維持には，臓器を構成する細胞へのエネルギーや水の供給が必要である。体重あたりの1日のエネルギー必要量はおとなより乳幼児のほうが大きい。子どもでは年齢

表4-2　おもなホルモン

甲状腺ホルモン	身体全体の細胞に作用し，細胞の代謝を上げる働きをもつ。体温を一定に維持し，心臓や胃腸等，内臓の働きを調節するだけでなく，脳の神経細胞の発達や骨の成長にも関係している。
成長ホルモン	骨の先端にある軟骨細胞を増やし，骨を成長させ，骨の密度を増やす等の作用がある。さらに，筋肉をつくり，血糖値を上げ，身体の脂肪を減らす作用がある。
副腎皮質ホルモン	ストレスへの対応，ナトリウムやカリウムなどの電解質の維持，糖新生，脂肪代謝調節などの働きをもつ。
性ホルモン （女性のエストロゲンや 男性のテストステロン）	思春期になると活発に分泌され，成長のスパートや二次性徴の発来に関係する。また，子どもの骨を硬いおとなの骨に成熟させる。

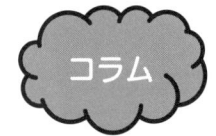

マススクリーニング

　治療可能な先天性代謝・内分泌疾患の早期発見のために，全新生児を対象に行われている検査。従来より，日本では以下の6疾患が対象になっている。
　　糖代謝異常症：ガラクトース血症
　　アミノ酸代謝異常症：フェニルケトン尿症，メープルシロップ尿症，ホモシスチン尿症
　　内分泌疾患：先天性甲状腺機能低下症（クレチン症），先天性副腎皮質過形成
　さらに，2014年にはタンデムマス法を用いたアミノ酸代謝異常症，有機酸代謝異常症，脂肪酸代謝異常症に対するマススクリーニングが導入され，2023年4月現在20疾患が対象となっている。

が低いほど身体の水分割合が大きく，不感蒸泄量（発汗以外の皮膚および呼気からの水分喪失）が多い。体重あたりの1日の水分必要量はおとなより大きく乳児約150mL/kg，幼児120mL/kgである。

2）睡　　眠

　睡眠はヒトの生理機能を正常に維持するため，また子どもの健やかな発育のために必要である。子どもの身体を成長させる成長ホルモンの分泌は睡眠時に増加し，ストレスホルモンである副腎ホルモンは夜間睡眠時には低下している。新生児では，授乳リズムにより3・4時間の周期で睡眠・覚醒を繰り返し，昼夜の区別はない。生後2か月頃から昼夜の区別が可能になり，夜は比較的よく眠るようになる。睡眠時間は月齢とともに短くなる。

3）生理機能の評価

　子どもの生理機能は，バイタルサインや血液検査などで評価できる。バイタルサインとは，呼吸数，体温，脈拍数，血圧のことでおとなと子どもでは正常値が異なる。おとなに比べ子どもでは呼吸数や心拍数が多く，体温は高い。一方，血圧はおとなより低い。

（2）生理機能の発達

1）循環機能

　循環機能とは心臓のポンプ機能により，全身からの血液（静脈血）を受け入れ，肺に送って血液の酸素化を図り，酸素化された血液（動脈血）を全身に送り出すことで酸素や栄養素の運搬や交換を行うことである。

　心臓は左右の心房・心室からなる。上半身の血液は上大静脈，下半身の血液は下大静脈を経て右心房に入り，右心室から肺動脈に送られ，肺で酸素化を受ける。肺で酸素化を受けた血液は，肺静脈を通って左心房に戻り，左心室から大動脈を介して全身に送られる（図4-8）。

　収縮期血圧は左心室が収縮し大動脈に血液が送り出されたときの血圧であり，拡張期血圧は大動脈の弁が閉鎖し心臓内に血液が充満するときの血圧である。乳幼児では心臓の筋肉の力が弱いため心拍数を増加させることで必要な循環血液量を維持している。

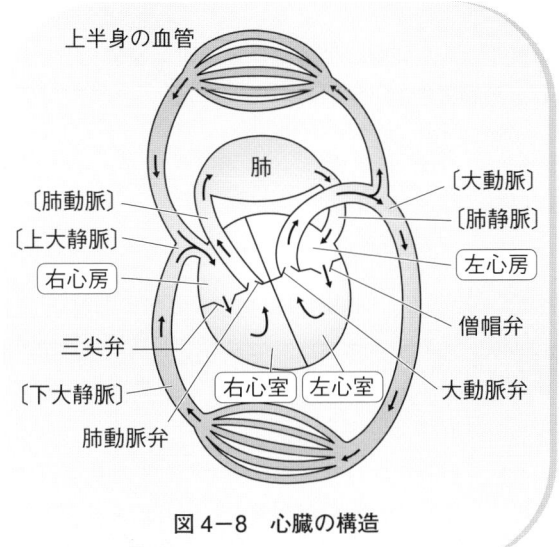

図4−8　心臓の構造

血液は酸素を運搬する赤血球，免疫を担当する白血球，止血作用をもつ血小板，たんぱく質や電解質，栄養素，免疫物質などを含む血漿から構成されている。赤血球の中で酸素と結合するヘモグロビンが低下する状態を貧血という。貧血のある状態では，全身に供給される酸素量が低下するため，心拍数を増やすことで心臓から送り出す血液量を増やし，全身に酸素を届けようとする代償機構が働く。

胎児の血液循環は乳幼児や成人と異なる。胎児循環は並列であり以下の2つのルートをもつ（図4−9）。

・右心房→卵円孔→左心房→左心室→大動脈のルート
・右心房→右心室→肺動脈→動脈管（ボタロ管）→大動脈のルート

胎盤からの血液は臍静脈，静脈管（アランチウス管），下大静脈を経由して右心房に入り，卵円孔に流れるものが多く，脳からの血液は上大静脈を経て右心房に入り，肺動脈および動脈管（ボタロ管）を経由するものが多い。生後，胎児循環を構成する静脈管・卵円孔・動脈管は閉鎖し，成人型の直列の循環となる。これらの胎児循環が遺残することによる病気として卵円孔開存症，動脈管開存症などがある。

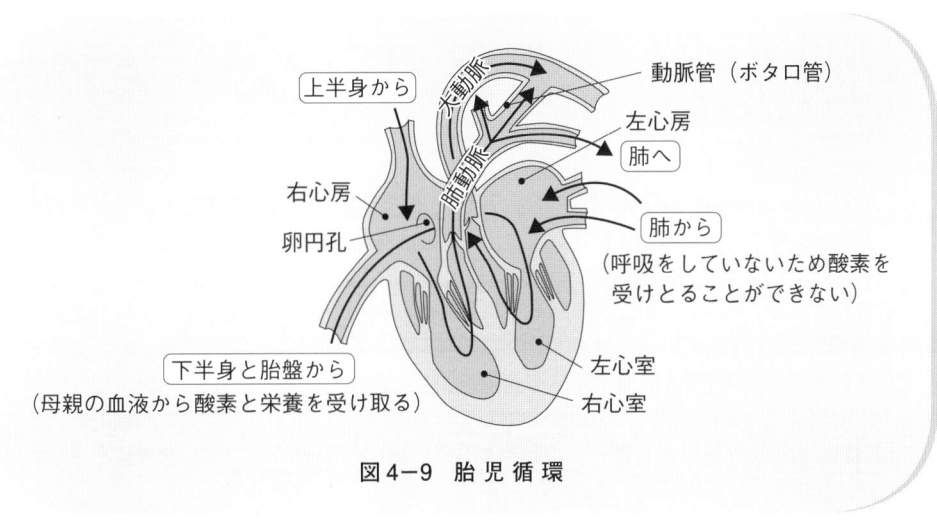

図4−9　胎児循環

2）呼 吸 機 能

呼吸機能とは気道を介して肺が酸素を取り込み，肺胞と毛細血管との間でガス交換を行い，不要になった二酸化炭素を排出することである。

呼吸器は上気道と下気道に分けられる（図4−10）。

> 上気道：鼻腔，口腔，咽頭，喉頭
> 下気道：気管，気管支，細気管支，肺胞

上気道，下気道いずれの狭窄でも呼吸困難が起こる。呼吸困難症状のひとつに喘鳴（ゼンめい）（ゼーゼーという呼吸時の雑音）があるが，上気道の狭窄では吸気時の喘鳴が，下気道の狭窄では呼気時の喘鳴が聞かれる。子どもは呼吸器感染，気管支喘息，ピーナッツなどによる気管支異物，先天性の気道の狭窄により呼吸困難症状を呈する。

子どもには中耳炎が多いことはよく知られているが，これは免疫の未熟性に加えて，咽頭と中耳をつなぐ耳管が直線的で太くて短く，呼吸器の細菌が咽頭から中耳に入りやすいためである。

胎児期の肺は肺胞液で満たされているが，産道通過時に胸郭が圧迫されて肺胞液が排出され呼吸が可能になる。肺胞は，サーファクタントと呼ばれる界面活性物質により虚脱が防止されている。早期産児では肺の未熟性に起因するサーファクタント不足のため肺胞が虚脱し呼吸困難症状を呈することがある。

気管支喘息
第6章
p.95，96
参照

3）消 化 機 能

消化機能とは，食事として摂取された食べ物を口，食道，胃，小腸（十二指腸，空腸，回腸）を通過する間に消化管の運動，消化液の分泌と酵素作用によって栄養素として分解し，体内に吸収することである（図4−11）。消化によって分解された栄養素（炭水化物，脂質，たんぱく質など）はおもに小腸で吸収される。

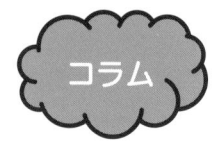

RSウイルスと気管支喘息

RSウイルスは子どもの呼吸器感染症の原因となる代表的ウイルスのひとつで，乳幼児に急性細気管支炎，喘息性気管支炎，クループ症候群などを起こす。特に乳児や基礎疾患（先天性心疾患や慢性呼吸器疾患）のある子どもの急性細気管支炎は重症化することがあり注意が必要である。そのため早期産児や先天性心疾患の子どもに対しては，抗体製剤の予防的投与が行われている。2000（平成12）年にスウェーデンの研究者から「1歳までに入院を要する重症のRSウイルス下気道感染症に罹患した小児では，7歳時にはその30％が気管支喘息を発症した。これに対してRSウイルスに罹患しなかった小児では，気管支喘息発症は3％であった」との報告が出された。その後もRSウイルス感染とアレルギーの関連についての多くの検討がなされている。

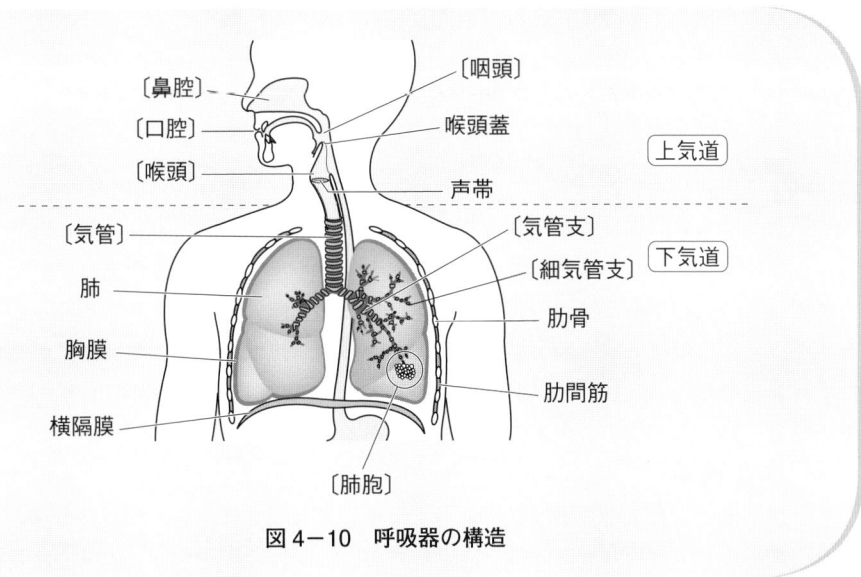

図4-10　呼吸器の構造

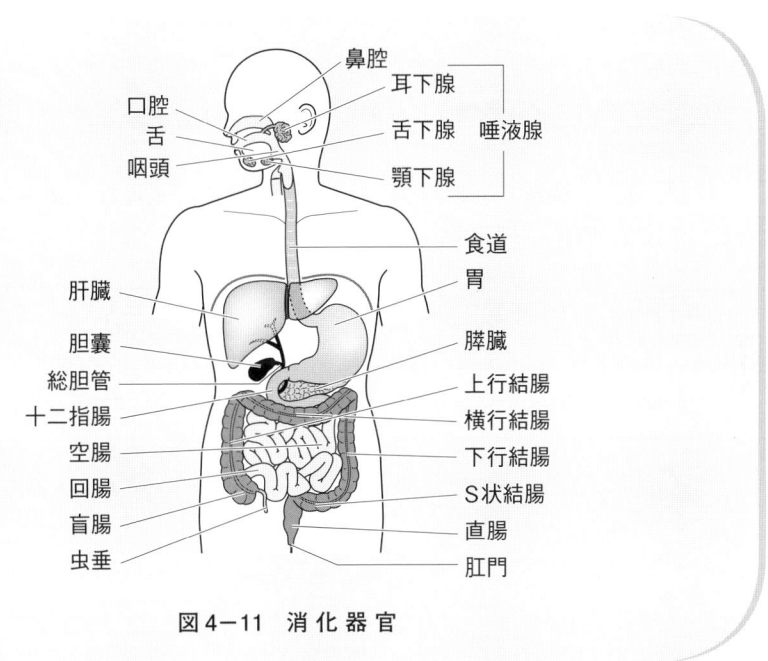

図4-11　消化器官

　小腸で吸収された栄養素は,門脈という腸と肝臓をつなぐ血管を通って肝臓に送られる。小腸で吸収された炭水化物(糖質)は単糖類の形で肝臓に送られ,ブドウ糖としてエネルギー源になる。余ったブドウ糖はブドウ糖が重合したグリコーゲンに変換され肝臓に蓄えられる。

消化機能に関係する酵素には以下のようなものがある。

- ・炭水化物分解酵素：アミラーゼ（唾液，膵液）
- ・たんぱく分解酵素：ペプシン（胃液），トリプシン（膵液），エラスターゼ（膵液）
- ・脂肪分解酵素：リパーゼ（膵液）

　肝臓でつくられ胆囊（たんのう）に蓄えられる胆汁には，摂取された脂肪を乳化（水と混和し小さな粒に分離すること）し，リパーゼによる消化を受けやすくする働きがある。

　乳児は胃の入口である噴門（ふんもん）の筋肉が弱く，また哺乳時に母乳やミルクといっしょに空気を嚥下することで胃の内圧が上昇するため，いつ乳（摂取した母乳やミルクの逆流による吐乳）を認めることがしばしばある。いつ乳の予防には，授乳後に排気（げっぷ）をさせ，頭の位置を高くして抱っこすることが大切である。

4）排泄機能

① 排便　食事から摂取した栄養素が小腸で吸収されたあと，消化・吸収されなかった食物繊維などの食物残渣は大腸（盲腸，結腸，直腸）に移動する。大腸では食物残渣を含む消化液の水分が再吸収され，残りが便として体外に排出される。

　便が直腸に達すると直腸内圧が上昇し，その刺激が大脳に伝えられ便意を感じる。排便は直腸の収縮と肛門括約筋の弛緩によって起こる。乳幼児期には排便をコントロールする上位中枢が未熟なため，不随意の反射的な排便を認めるが，2歳頃から随意的な排便ができるようになる。

② 排尿　腎臓では尿が産生され，身体に有害な老廃物（尿中に溶けた尿素や尿酸など）が尿管，膀胱，尿道を経て体外に排出される（図4-12）。また，尿による排泄には，過剰な水分や電解質イオンの体外排出，酸やアルカリの排出による血液の水素イオン濃度（pH）の調節の働きがある。

　腎臓には糸球体での老廃物の濾過と尿細管での体液バランスを調節するための水・電解質などの分泌・再吸収という2つの大きな機能がある。糸球体機能は1歳頃に，尿細管機

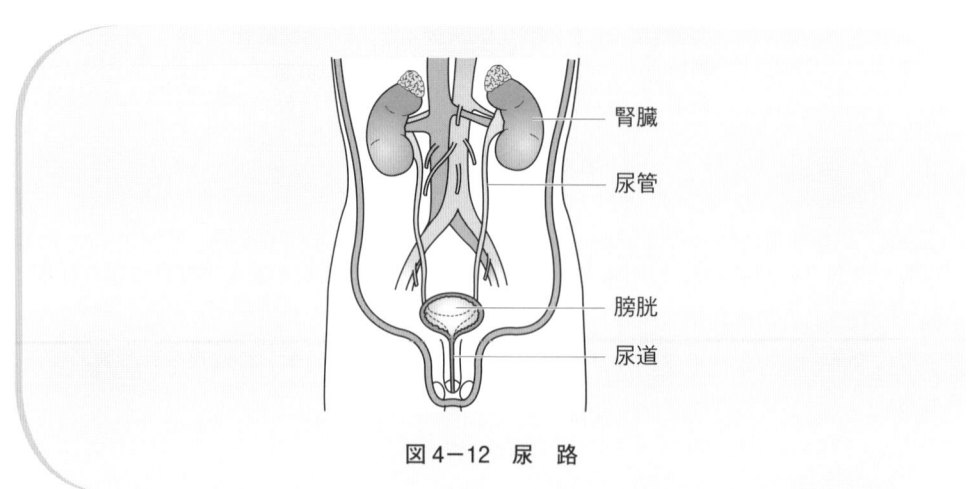

図4-12　尿　路

能は2歳頃におとなと同等になる。

　膀胱に溜められた尿の量が増加すると膀胱壁が伸展し尿意を感じる。排尿は，膀胱の収縮と尿道括約筋の弛緩によって起こる。乳幼児では不随意の反射的排尿による頻回の排尿があるが，2歳頃から反射的排尿が消失し自覚的排尿が可能になっていく。

　おむつをしている乳幼児期は，排泄物により外性器が不潔になりやすいため，亀頭包皮炎，膣炎，尿道炎，肛門周囲膿瘍などの感染症に注意が必要である。

5）免 疫 機 能

　① **免疫機能とは**　　免疫機能とは病原体から生体を防御するための機能であり，胸腺，扁桃，脾臓，リンパ節，皮膚などが担当している。免疫系は，体液性免疫系（抗体産生系）と細胞性免疫系の2つに大別される。体液性免疫系は，抗体をつくるBリンパ球や免疫グロブリン（Ig）が担当する。感染防御作用をもつ免疫グロブリンは，IgG，IgA，IgMであり，IgEはアレルギー反応に関与する。細胞性免疫系は，NK細胞と胸腺に由来するTリンパ球が担当する。

　② **移行免疫**　　乳児期早期の子どもには，胎盤を通して移行した母親のIgGというタイプの免疫グロブリンが存在しており，母親が麻疹（はしか）ウイルスなどの病原体に対する免疫を有している場合，その子どもは母親由来のIgGが減少し消失するまでの生後半年くらいまでの間，その病原体に対する免疫をもつことになる。これを母親からの移行免疫という。図4-13に乳児期の移行免疫の変化を示す。

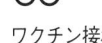
麻疹
第6章
p.87参照

　③ **ワクチン接種**　　子どもが感染症にかかる前に，弱毒化あるいは不活化した病原体やその成分を与えることで能動的に子どもに免疫を獲得させるのがワクチン接種である。

ワクチン接種
第6章p.95
コラム参照

　④ **免疫に関連した疾患**　　本来，免疫は外からの異物に対する反応を担当する生理機能であるが，免疫の過剰な反応や免疫が身体の一部を攻撃することによって起こる病気もある。気管支喘息・アトピー性皮膚炎などのアレルギー疾患や若年性特発性関節炎などの自己免疫疾患（膠原病）は免疫に関連した疾患である。

アレルギー
疾患
第3章
p.18～，
第6章
p.95～参照

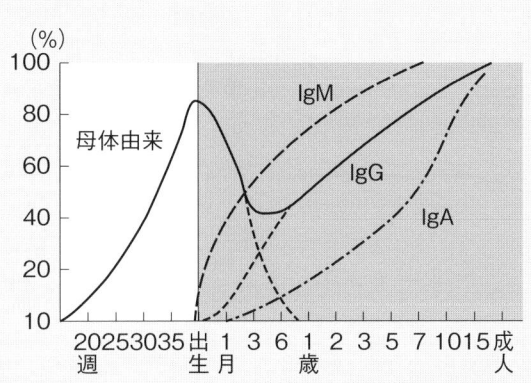

図4-13　血清免疫グロブリン濃度の年齢による変動
出典）矢田純一・中山健太郎：小児科学　第8版，文光堂，p.355，2000

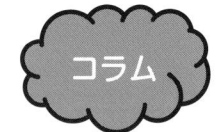

ヘルペス属ウイルス

子どもの感染症としてよく知られている水ぼうそうや突発性発疹症を起こすウイルスはヘルペス属に分類されるウイルスである。ヘルペス属ウイルスの特徴は，一度感染すると一生涯身体の中に潜伏感染することであり，感染者の免疫能が低下するとウイルスが再活性化し感染症状を呈する。この再活性化したときの症状と子どもが初めてヘルペス属ウイルスにかかったときの症状は異なっていることを知っておきたい。水痘帯状疱疹ウイルスでは，初感染が水ぼうそうで再活性化時は帯状疱疹，単純ヘルペスウイルスⅠ型では，初感染が歯肉口内炎で再活性化時が口唇ヘルペスになる。

6）体温調節

ヒトの体温は，食べ物として摂取した栄養を熱エネルギーに変換することで産生されており，自律神経の中枢である視床下部の働きにより一定に維持されている。寒いときは身体が震え筋肉を動かして体温を上げ，暑いときには汗をかいて皮膚から熱を放散することで体温を下げる。また，甲状腺ホルモンは基礎代謝のコントロールを通して体温調節に関与している。乳幼児は脳の体温中枢が未熟であること，体重あたりの体表面積が大きく皮膚からの熱放散が大きいことから，環境温度の影響を受けやすい。

体温は起床前の睡眠時にもっとも低くなり，夕方頃にもっとも高くなるという日内変動パターン（概日リズム）をとる（図4-14）。

子どもの体温は環境温度，運動または安静の状態，測定時刻および体温を測定する身体の部分，測定機器により変動するので，体温は一定時間の安静後に適切な室温下で一定の方法（部位，機器）で測定し，評価すべきである。

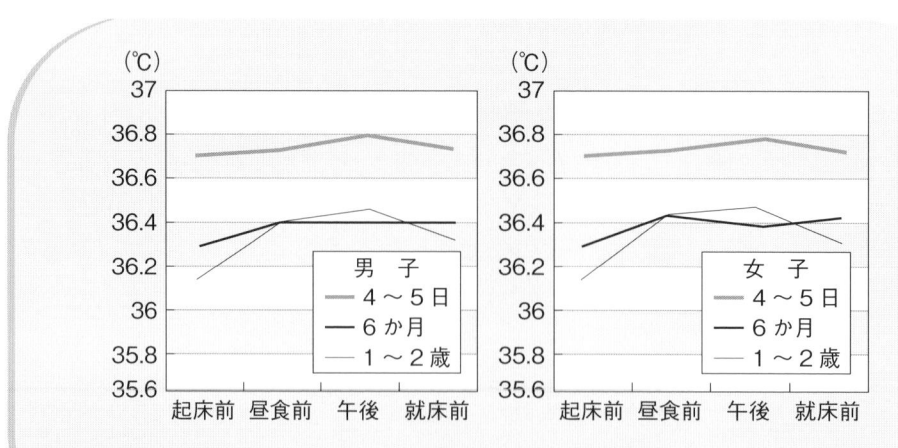

図4-14　乳幼児の体温日内変動
出典）巷野悟郎ほか：健康小児の体温の研究，厚生省小児保健環境研究班，1979

7）感　覚　器

生後1か月未満の新生児の視覚は，明暗がわかり20cmくらいの距離のものを凝視する程度であるが，生後2か月頃にはものを目で追うようになる。生後6か月頃になるとおとな並みの視力をもつようになる。

胎児の聴覚は視覚より発達が早い。新生児期から大きな音に反応し，生後1か月頃には声かけに対して泣き止む。生後2か月頃には話しかけに対して喃語で応えるようになり，首のすわりがみられる4か月頃には声のほうに顔を向ける動作がみられるようになる。

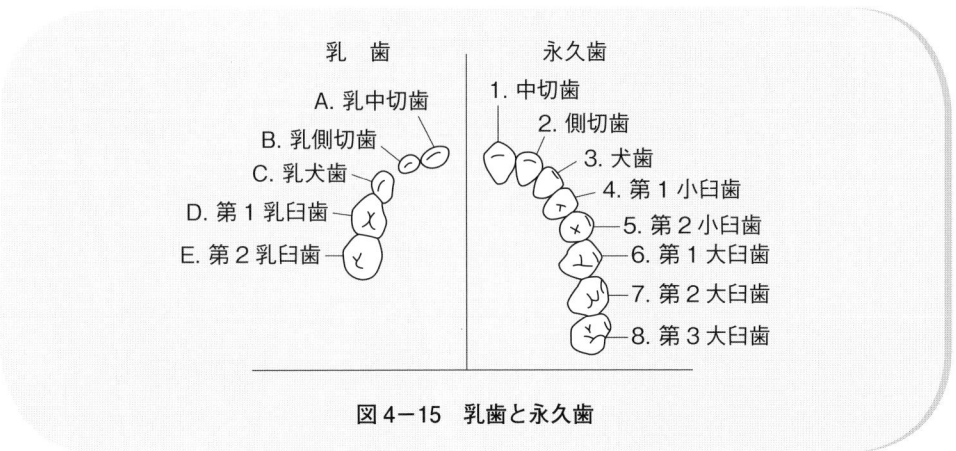

喃語
p.62参照

味覚については，新生児は甘みや苦みに反応することが知られている。離乳期には多くの異なる味覚を受け入れられるようになり，その後の離乳食を通じて味覚や味の嗜好を発達させていく。将来の味の嗜好は乳幼児期の食事に関連している。

乳児の嗅覚はおとな以上に発達しており，母乳や母親のにおいをかぎ分けることができる。

乳児においても触覚，温度覚，痛覚などの表在感覚は発達している。乳児は心地よい温度，肌触りを感じ，"快"の情緒表現を示す。触覚は口唇，舌，手のひら，足底で敏感である。一方，位置覚・運動覚などの深部感覚は，表在感覚に遅れて発達する。

8）歯と骨の発育

① 歯　　乳歯は20本（2本の切歯，1本の犬歯，2本の臼歯を1セットとし，上下左右に4セット），永久歯は32本（2本の切歯，1本の犬歯，2本の小臼歯，3本の大臼歯を1セットとし上下左右4セット）から構成される（図4-15）。永久歯の第3大臼歯は智歯，または親知らずと呼ばれ，成人期に萌出してくる。現代人では，第3大臼歯が欠如していたり，歯茎の中に埋もれた状態であることが多くなっている。

乳歯の萌出は生後6か月頃から始まり2歳半頃に終了するが，萌出時期は個人差が大きい。乳歯のおおよその数は「月齢マイナス6」で推定できる。乳歯は胎生期に，永久歯は幼児期に形成される。

乳　歯　　　　永久歯

A. 乳中切歯　　　1. 中切歯
B. 乳側切歯　　　2. 側切歯
C. 乳犬歯　　　　3. 犬歯
D. 第1乳臼歯　　4. 第1小臼歯
E. 第2乳臼歯　　5. 第2小臼歯
　　　　　　　　6. 第1大臼歯
　　　　　　　　7. 第2大臼歯
　　　　　　　　8. 第3大臼歯

図4-15　乳歯と永久歯

児童虐待と歯科疾患

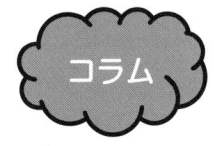
コラム

ネグレクト
第3章
p.26, 27
参照

被虐待児には，皮膚の傷ややけど，骨折などの症状がみられることがよく知られているが，口腔内にもその徴候がみられることがある。ネグレクトを受けている子どもはむし歯が多かったり，重度の歯周病を認めることが多く，幼児健診・学校健診時の歯科検診で児童虐待がみつかることがある。

② 骨　骨の発育と維持は，古い骨を溶かす破骨細胞による骨吸収と新しい骨をつくる骨芽細胞による骨形成という2つの骨代謝により行われている。四肢の骨である長管骨が長くなるのは，骨の両端にある骨端軟骨の増殖により骨が延長されるからである。また，太くなる方向の成長は骨の表面にある骨膜から新しい骨がつくられることによって起こる。

手根骨といわれる手首部分にある短い骨の数により骨の成長を評価することができる（図4-16）。レントゲン写真で手根骨の数とそれらの大きさ・形，骨端線の状態を評価することで骨年齢を判定できる。正常に成長している子どもの手根骨の化骨数は，年齢数に1を加えた数ないしは年齢数に等しい。

大・小泉門
p.51参照

新生児の頭蓋骨には大泉門，小泉門，左右前側頭泉門，左右後側頭泉門という6か所の結合組織で構成されるやわらかい非骨化部分がある。その中でも前頭骨と頭頂骨の間にあり，矢状縫合，冠状縫合，前頭縫合から構成される菱形の大泉門の閉鎖はもっとも遅く，1歳過ぎになって閉鎖する（図4-17）。水頭症や髄膜炎などの頭蓋内圧が亢進する病気では大泉門は膨隆し，脱水症などの頭蓋内圧が低下する病気では陥凹する。

髄膜炎
第6章
p.104, 105
参照

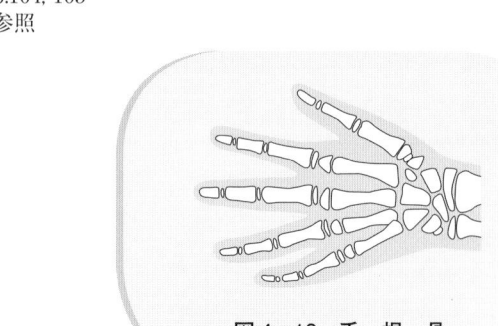

図4-16　手根骨

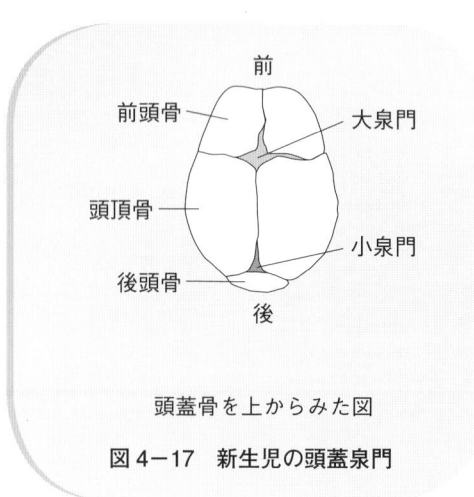

前
前頭骨　　大泉門
頭頂骨　　小泉門
後頭骨
後

頭蓋骨を上からみた図

図4-17　新生児の頭蓋泉門

イオン飲料とむし歯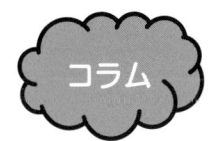

　乳幼児に対して日常的に市販のイオン飲料を与えている親をみかけることがあるが，イオン飲料のpHは3.6〜4.6と低くエナメル質の脱灰によるむし歯の原因になることがある。また，イオン飲料には糖分が含まれており，多量に与えることで血糖が上昇し食欲低下の原因になるので注意をしたい。

3 子どもの身体発育

（1）新生児期の身体発育

　新生児期とは，出生から生後28日未満をいう。新生児は，出生時体重と在胎週数（妊娠前の最後の月経開始日から出生日までの週数）によって，表4−3のように分類される。パーセンタイルとは，計測値を小さいほうから順に並べてパーセントでみた数値のことであり，例えば新生児100名を計測したときの，小さいほうから10番目の値を10パーセンタイルという。

　出生時の平均体重は1980年代から減少を続けていたが，2005（平成17）年以降はほぼ横ばいになっている。低出生体重児は増加傾向にあり，平均出生体重同様に2005年以降は横ばいであるが，1年間の出生数の約10％を占めている。これは他の先進国と比べて高い割合である。原因としては，妊娠中の母体の喫煙，若い女性のやせ志向のために妊娠中の体重増加を避ける傾向，不妊治療の普及による多胎児の増加などが考えられている。不当軽量児（small for gestational age：SGA）の場合には，生後の低身長や発達障害，生活習慣病などのリスクが高くなるといわれている。

（2）乳幼児期の身体発育

　出生時には身体に比べて頭部が大きく，約4頭身である。その後全身が成長するとともに頭部と体部の割合が変化し，1〜2歳で5頭身，6歳で6頭身程度になり，思春期以降は7〜8頭身になる。

　身長・体重・頭囲・胸囲が順調に成長しているかどうかは，発育や栄養状態を知るための重要な指標である。

発育の特徴
p.36〜参照

表4-3　新生児の分類

分類の方法	分類	名称
在胎週数	在胎37週未満	早産児
	37週以上42週未満	正期産児
	42週以上	過期産児
出生体重	1,000g未満	超低出生体重児
	1,500g未満	極低出生体重児
	2,500g未満	低出生体重児
	2,500g以上4,000g未満	正出生体重児
	4,000g以上	高出生体重児
在胎週数と出生体重	身長・体重ともに10パーセンタイル未満*	不当軽量児(small for gestational age：SGA)
	身長・体重ともに10パーセンタイル以上90パーセンタイル未満*	相当重量児(appropriate for gestational age：AGA)
	身長・体重ともに90パーセンタイル以上*	不当重量児(large for gestational age：LGA)

＊いずれも，在胎週数に相当する基準値と比較した場合

1）身　　長

　出生時の平均身長は約50cmで，生後約3か月間に急速に成長し，生後約1年で1.5倍に，生後4年で約2倍になる。その後の増加はほぼ一定であるが，学童期後半から思春期に再び著しく増加する。

2）体　　重

　出生時の平均体重は男児で3.0kg強，女児で3.0kg弱であり，男児のほうがやや大きい。新生児期には，生後3～4日頃に一時的に体重が5～10％減少する。これを生理的体重減少という。生後7～10日で生理的体重減少から回復し，その後，体重は増加し続ける。1日あたりの体重増加量は1か月までがもっとも大きく，その後は少なくなっていく。1日あたりの体重増加量を表4-4に示す。表に示す程度の体重増加がみられれば，栄養状態に問題はない。母乳のみの栄養の場合は，人工栄養児に比べ増加量が少ないことがある。体

低出生体重児と生活習慣病

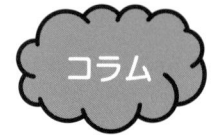
コラム

　1986（昭和61）年にBarkerらは胎児期の低栄養が将来の肥満・糖尿病・脂質異常症・高血圧などに関係し，心血管障害による死亡率を上昇させるとする疫学調査結果を報告した。低栄養状態に適応するように変化した胎児期の代謝機能は出生後も継続され，出生後の栄養過多により肥満・糖尿病・脂質異常症・高血圧・メタボリックシンドロームなどに罹患しやすくなるといわれている。

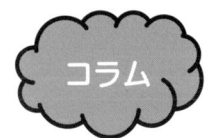

SGAの使い方

　日本においては，出生体重をもとに作成された在胎期間別出生時体格基準値から，10パーセンタイル未満の体重の児をSGA（small for gestational age），SFD（small for dates）と呼んでいる。

　一方，WHOによる国際疾病分類であるICD-10では，SGAおよびSFDを出生体重に加え身長も10パーセンタイル未満である児，LGA（light for gestational age）およびLFD（light for dates）は，在胎期間に比較して体重は10パーセンタイル未満であるが身長は10パーセンタイルを超える児と定義している。

表4－4　乳児期に期待される体重増加

0～3か月	25～30g/日
3～6か月	15～20g/日
6～12か月	10～15g/日

出典）Casey PH.：Developmental-Behavioral Pediatrics 4 th eds., Saunders Elsevier Philadelphia PA., pp.583～591, 2009

重の増加が非常によい子どももいるが，栄養の与えすぎかどうかは，その子どもの様子や哺乳の状況，遺伝素因などをみて判断する必要がある。

　一般的には，体重は，生後3か月で出生時の約2倍に，1年で約3倍になる。しかし，乳児期早期の体重増加は良好であるが，離乳食開始後に増え方が落ち着いていくタイプの子どもや，最初の増加はゆるやかでも，離乳食の開始後に体重が増えるようになるタイプの子どももいる。幼児期になると体重の増加速度は遅くなるが，生後2.5年で出生時の4倍，4年で5倍になる。学童期には体重増加は安定しているが，学童期後半から思春期頃に再び急速に増加する。

3）頭　　囲

　出生時の平均頭囲は約33cmで，生後6か月まで急増し，以後生後2年までゆっくり増加する。3歳時には成人の約90％に成長する。出生時は頭囲のほうが胸囲よりも大きいが，生後1～2か月でほぼ同じ値になり，満1歳過ぎから胸囲のほうが頭囲よりも大きくなる。

　乳児期での急激な頭囲の増加は，水頭症，脳腫瘍などの頭蓋内の病変を疑う。

　出生時には，頭蓋骨の骨と骨とをつないでいる縫合が未完成のため，大泉門と小泉門という縫合のすき間がある（図4－17）。小泉門は生後間もなく閉鎖し，大泉門は生後6か月頃から縮小し，9～18か月で閉鎖する。

4）胸　　囲

　胸囲は，出生時には約32cmで頭囲よりも小さく，満1歳で約45cm，3歳で50cmとなる。胸部の骨や肺，心臓などの発育と栄養状態を反映する。

頭囲
p.35, 36,
第5章
p.81, 82
参照

大・小泉門
p.48参照

（3）身体発育の評価

　子どもの身体発育の評価は，評価する時点で同じ年齢の集団の中での位置をみる方法と，その子どもの成長の経過を評価する方法がある。ある月齢/年齢での身長，体重，頭囲，胸囲が，同時期に生まれた子どもの中で，どのくらいの位置にあるかをみるためには，発育曲線を利用する。発育曲線上に計測値を記録し，その値が発育曲線の3パーセンタイルから97パーセンタイルの間に入っていれば，標準的な体格と評価する。3パーセンタイル以下または97パーセンタイル以上であれば，その集団の中で明らかに小さいまたは大きいと考える。

　乳幼児の身長と体重のバランスを評価する指標としては，カウプ指数がある。これは，生後3か月から5歳までの乳幼児に用いられ，年齢によって正常範囲が異なる。おおむね乳児で15〜19，幼児で14〜17の範囲に入っていれば，身長と体重のバランスはとれていると考えてよい。乳児で20，幼児で18〜18.5を超えた場合は肥満，乳児で14.5未満，幼児で13〜13.5未満でやせすぎと考える。カウプ指数の算出方法は，成人の体格指数（BMI：Body Mass Index）と同じである（表4-5）。

　学童では，ローレル指数を用いる。110〜160を正常とする。160を超えた場合，肥満とすることが多い。

　最近では，ローレル指数よりも，肥満度のほうが多く使用されている。肥満度は，身長から推測される標準体重と，実際の体重との差を，標準体重で割って100倍したものであり，20以上を肥満と判定する。

　子どもの成長の経過を評価する場合にも，発育曲線を利用する。子どもの月齢/年齢ごとの計測値を曲線上に記入していき，その成長が標準曲線に沿っているかをみる。計測値がいずれかの曲線に沿って大きくなっていれば，その成長は順調であると評価できる（図4-18，4-19）。

　栄養状態が悪い場合には，まず体重の増えが悪くなり，次いで身長の伸びが停滞し，さらに頭囲の増加不良という形で現れる。そのため，身長や頭囲が発育曲線から下方に外れていくようであれば，栄養不足やなんらかの疾病，あるいは社会心理的問題の存在を考える必要がある。社会心理的問題としては，適切な食事を与えない，生活のリズムができていないなどの不適切な育児や育児放棄，そのための子どもの精神的ストレスが考えられる。体重の増加が大きく，肥満傾向がみられる場合には，おやつやジュースの与えすぎなどの過栄養や栄養バランスの悪さ，屋外での身体を使った遊びの減少，内分泌疾患などの疾病が原因として考えられる。

表4-5　小児期に用いられる体格指数

対　象	指数名	計算方法
3か月〜5歳	カウプ指数	体重（g）÷身長^2（cm）×10
学　童	ローレル指数	体重（g）÷身長^3（cm）×10^4
5歳〜17歳	肥満度（%）	｛実測体重（kg）－身長別標準体重（kg）｝÷身長別標準体重（kg）×100

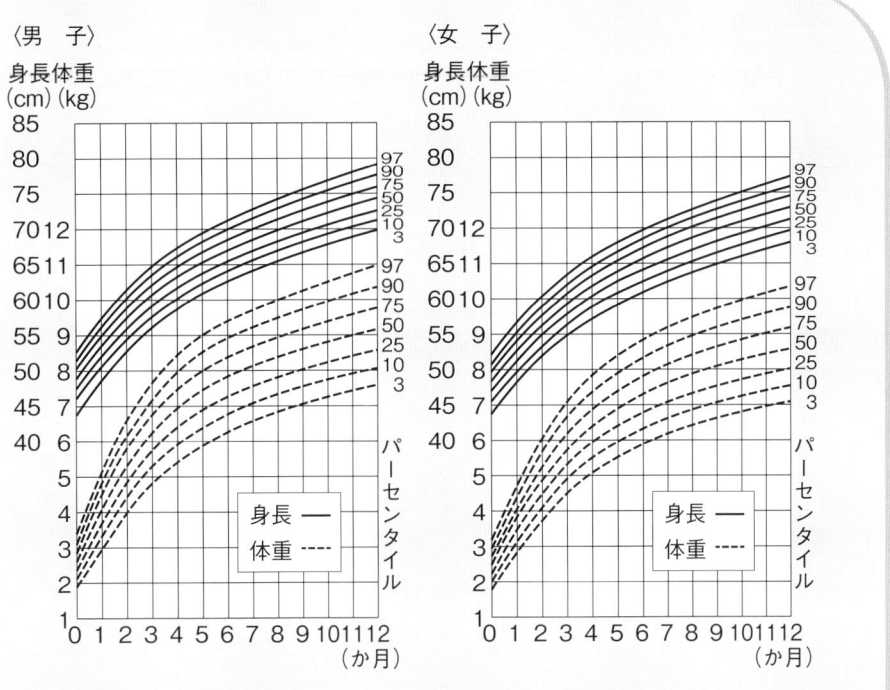

図4−18　乳児身体発育パーセンタイル曲線（2010年調査値）

資料）厚生労働省：乳幼児身体発育調査，2010

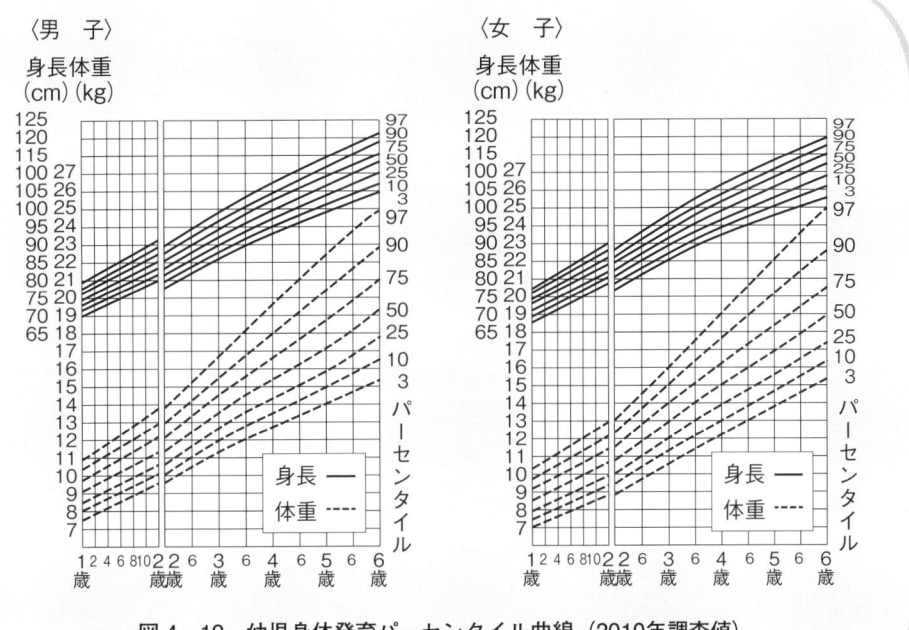

図4−19　幼児身体発育パーセンタイル曲線（2010年調査値）

資料）厚生労働省：乳幼児身体発育調査，2010

4　子どもの運動・精神機能の発達

（1）運動・精神機能をつかさどる神経系
1）神経系の構造（図4-20）

神経系は，中枢神経系と末梢神経系に分けられる。中枢神経系は脳と脊髄からなり，これらと器官を連結するのが末梢神経系である。

①　**中枢神経系**　　脳（大脳，脳幹，小脳）と脊髄から成り立っている。

大脳は大きく前頭葉，頭頂葉，側頭葉，後頭葉に分けられる。大脳の割面をみると，脳の表面の部分は灰色で，内側の深い部分は白色になっており，灰色部分を灰白質（皮質），白い部分を白質（髄質）という。

脳幹は大脳と脊髄をつなぐ棒のような形の部分で，脊髄をとおして身体からの情報を大脳に伝えたり，大脳からの指令を身体に伝える経路が走行している。脳幹は中脳，橋，延髄からなる。

小脳は大脳の後下方で脳幹の後ろにあり，知覚と運動を統合して身体のバランスを調節している。

脳幹や脊髄では，灰白質は内部に多数の島のように点在したかたまりになっている。それらを神経核といい，食欲や体温の調節，呼吸や脈拍の維持など，生きるための重要な役割を果たしている。

②　**末梢神経系**　　身体の知覚や運動をコントロールする体性神経系と，内臓や血管などを自動的に制御する自律神経系からなる。体性神経系には運動神経系（筋肉運動をつかさどる）と知覚神経系（感覚をつかさどる）がある。自律神経系には交感神経系と副交感

自律神経・
交感神経
p.39参照

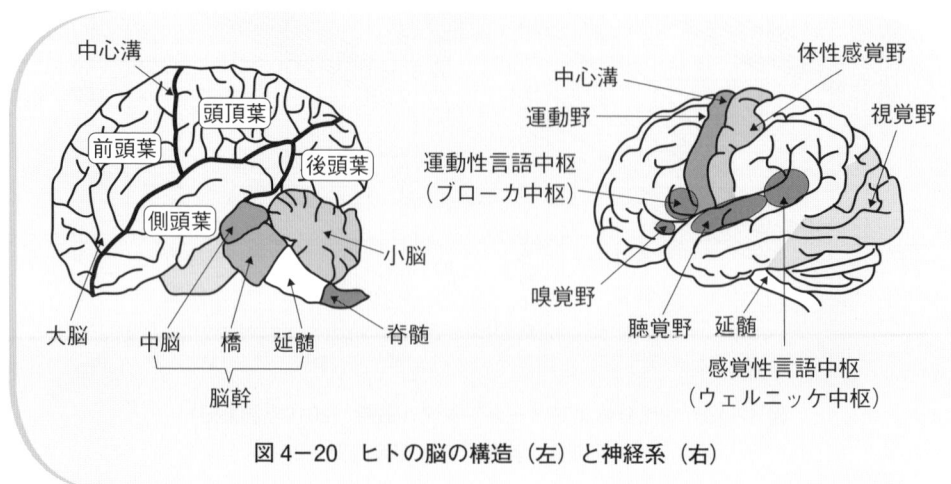

図4-20　ヒトの脳の構造（左）と神経系（右）

神経系がある。

2）神経系の構成組織

① **神経細胞（ニューロン）**（図4-21）　脳は成人で約1,000億個の脳細胞からできており，その中の神経細胞が情報の伝達を行っている。神経細胞はニューロンともいわれ，神経細胞体，樹状突起，軸索の3つの部分からできている。核のある細胞体から，木の枝のように多くの突起が出ており，それを樹状突起という。多くの樹状突起の中で，1本の非常に長く伸びているものを軸索という。

樹状突起は情報を受け取り，軸索は次の細胞の樹状突起に情報を渡す働きをしている。これを繰り返して情報が伝達していく。軸索の先端は，次の神経細胞の樹状突起との接合部（シナプス）を形成している。

軸索は髄鞘（ミエリン）で覆われ，情報伝達が効率的に行われる構造になっている。軸索突起が髄鞘で覆われるようになることを髄鞘化という。出生後数年間は脳細胞の数は淘汰されて減少するが，神経突起（樹状突起や軸索）が伸びたり枝分かれし，髄鞘が形成され，シナプスの形成も進むために，次第に複雑な情報伝達が可能となる。

② **神経接合部（シナプス）**（図4-21）　軸索の先端は，次の神経細胞の樹状突起との接合部（シナプス）を形成している。軸索を伝わってきた電気信号は，シナプスで神経伝達物質によって次の神経細胞に情報として伝達される。シナプスの数は生後1～2年で飛躍的に増加し，その後10歳頃から徐々に減少して成人と同等のレベルになる。

③ **脳脊髄膜**　脳と脊髄は3枚の膜に包まれており，脳の表面を覆う軟膜とその外側のくも膜との間に脳脊髄液が満たされている。一番外側に硬膜がある。

④ **脳脊髄液**　脳脊髄液は脳や脊髄と骨との隙間を埋めている液で，外力から脳を保護するクッションの役目をしており，神経細胞の代謝にも関係している。

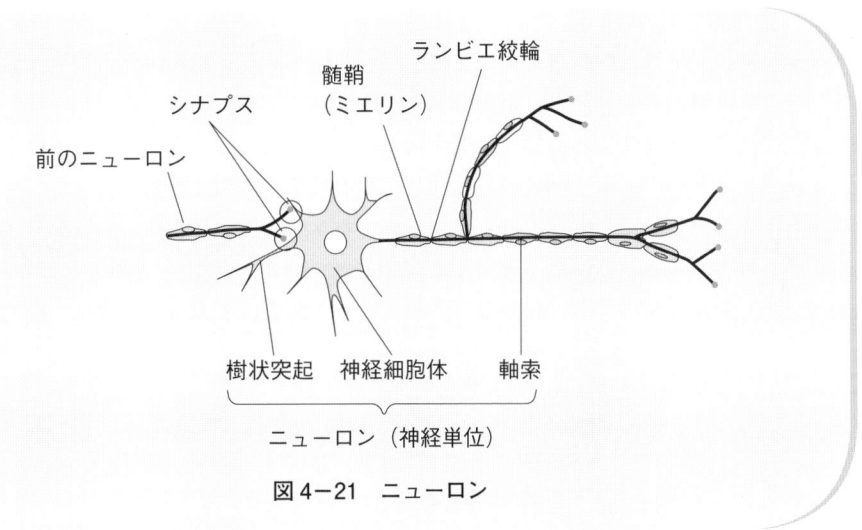

図4-21　ニューロン

3）脳の各部分の機能と発達

　新生児では身体に比べて頭が大きく，出生時の脳の重さは，すでにおとなの1/4から1/3に達している。脳の重さと頭囲は乳児期に急激に増加し，6か月で生まれたときの2倍の重さになり，7〜8歳でおとなの約90%に達する。生後は脳細胞の数は増加しないため，脳の発達は，神経突起が伸びたり枝分かれしたりして細胞が大きくなることや，髄鞘形成によっている。

　下等動物から人間へと進化するにつれて，脊髄，脳幹，小脳，大脳の順で発達する。

　大脳は他の動物と比べて，ヒトでもっとも発達している。ヒトが高度な精神活動を行うことができるのは，大脳の発達による。大脳全体は，その働きによって感覚野・運動野・連合野に分けられる。末梢から脳に届いた刺激は感覚野に伝わり，連合野でそれを総合的に分析し，それに基づいて運動野から運動神経を通じて筋肉に指令が送られて実際に身体を動かすというしくみになっている。感覚野には，視覚野，聴覚野，嗅覚野，体性感覚野があり，目で見た情報は後頭葉にある視覚野に，耳から聞こえた情報は側頭葉にある聴覚野に，においは前頭葉にある嗅覚野に，体性感覚（接触，温度，痛み，振動等）は頭頂葉にある体性感覚野に伝わる。各感覚野に届いた情報は，それぞれの隣にある連合野でその情報がどんな意味であるかを分析する。前頭葉にある運動野では，身体の部位に対応して数多くの運動ニューロンが配列しており，指や顔のような繊細な動きをする部位には多くのニューロンが割り当てられている。

　言葉を聞いたり何かを見たときには，側頭葉にある言語を理解するための感覚性言語中枢（ウェルニッケ中枢）でそれがなんであるかを理解し，前頭葉にある言葉を発するための運動性言語中枢（ブローカ中枢）が言葉を口に出したり書いたりすることを担っている。また，抽象的な思考，予測，判断，自制などのヒトが人間として生きるためのもっとも高いレベルの機能は，前頭葉にある連合野が担当している。側頭葉にある海馬は，記憶の機能に重要な役割を果たしている。

（2）運動機能の発達

　運動機能の発達は，中枢神経系の発達と深い関係があり，精神発達と密接に関係している。また，骨格や筋肉の発育は運動機能の発達に影響する。

　運動発達には発達全体と同様の原則がある。その原則とは，以下の4つである。

　①基本的な順序がある：発達の方向性は粗大運動から微細運動へ進行する。粗大運動は頭尾方向の発達である。すなわち，まず首がすわり，座位ができるようになり，つかまり立ちからひとり歩きへと進む。微細運動は，中心から末梢へという近遠方向の発達である。最初は手足全体をばらばらに動かしていたものが，次第に手でものを握り，指先の細かな

表4-6　大脳の分類

外観による分類	前頭葉・頭頂葉・側頭葉・後頭葉
構造による分類	灰白質（皮質・基底核）・白質（髄質）
機能による分類	運動野・感覚野・連合野

動きができるようになる。これは，どの子どもも同じ順序で進んでいく。

②連続的に進む：運動機能の発達には，神経系や骨格系，筋肉系等の発達が関係しており，それらは連続的に進んでいく。そのため，例えば座位の場合では，前かがみで手をついていたのが，次第にまっすぐに座れるようになり，次いで上半身をひねって横のものをとれるようになる，というように，動きの安定性や滑らかさは日ごとに増していく。

③ばらばらな動きから協調運動へと進む：新生児期には手足をばらばらに動かすのみで，統合された動きはみられないが，徐々に自分から手を意図的に動かして，目で見たものをつかめるようになる（目と手の協応）。その後，右と左の腕や手，指を協調させて両手でひとつのものを持ったり持ち替えたりすることができるようになり，次第に身体のいろいろな部分を統合した運動ができるようになる。

④個人差がある：乳幼児の発達には個人差が大きく，ある動作ができるようになるのに数か月の幅があることがある。また，寝返りや四つ這いは，できるようになる時期に個人差が大きい。同じ子どもでも，発育の時期によって発達する速度に違いがあるし，運動・言語などの発達の分野によっても発達の速度に差がある。

1）原始反射と姿勢反射 （図4-22）

中枢神経系の発達は，生後の髄鞘化やシナプス形成により，脊髄から脳幹，大脳へとより上位の方向へ進んでいく（表4-7）。出生直後にみられる運動は，ほとんどが脊髄や脳幹による反射と，不随意に手足を屈曲させる運動であるが，大脳皮質が発達してくると自分の意志で身体を動かせるようになる。乳幼児期では，脳の発達過程において，いろいろな反射が出現したり消失したりする。反射には生後間もなくからみられ，中枢神経系の発達によって消失していく原始反射と，次第に出現してくる姿勢反射がある。

原始反射は脊髄や脳幹レベルの反射で，中脳や大脳皮質などの上位の神経の発達によって抑えられ，消失する。反射がみられるべき時期にみられなかったり，左右に差があったり，消失すべき時期に残っている場合には，神経学的な異常を疑う。代表的なものとして，把握反射，モロー（Moro）反射，非対称性緊張性頸反射などがある。

姿勢反射は，中脳や大脳皮質の発達とともに出現する。身体の位置や姿勢が変化したときに身体のバランスを保つために起きるもので，本来あるべき位置に立ち直る反射である。パラシュート反射，ホッピング（跳躍）反射などがある。

2）粗大運動の発達

運動機能は，粗大運動と微細運動に分けられる。粗大運動は，座る，歩くなどの身体全体を使った大きな運動であり，微細運動は，手を使った運動や身体の複数の部位を使った協調運動である。

粗大運動の発達は，原始反射の消失と密接な関係がある。4か月で首が安定し，5～6か月で寝返りをし，6～7か月で座位が可能になり，9～10か月でつかまり立ちからつたい歩きへと進み，1歳過ぎに歩行が可能になる。1歳6か月頃にはやや不器用ながらも小走りで走るようになる子どもが多いが，1歳6か月の時点で歩行が可能であれば粗大運動の発達は順調であると判断してよい。2歳を過ぎると走ったりジャンプしたりできるようになる。3歳になると三輪車に乗ってこぐことができ，4歳になるとケンケンができ，5

〔原始反射〕

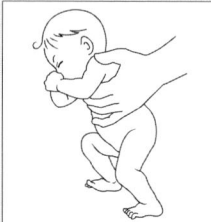

歩行反射（自動歩行）：
新生児の足を床につけ
て起立した姿勢で前傾
させると，自然に歩き
出す。

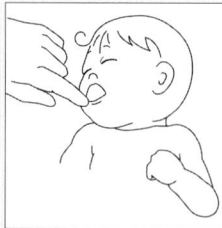

探索（ルーティング）
反射：（乳首が）顔に
触れると，口をとがら
せて上下左右に顔を向
けてそれを口でとらえ
ようとする。

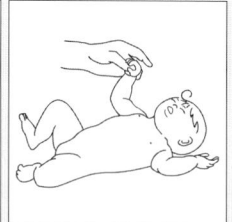

手の把握反射：手掌を
圧迫すると全部の指を
曲げて握りしめる。

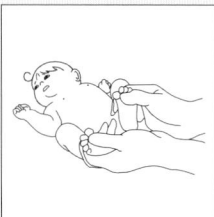

足の把握反射：足底の
母趾のつけ根を圧迫す
ると全部の趾（ゆび）
が屈曲する。

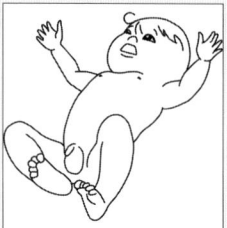

モロー反射：仰臥位で
頭を少し持ち上げて急
に降ろすと，手を開い
て両腕を大きく伸ばし
て広げ，その後に両腕
を曲げて何かにしがみ
つくようにする。

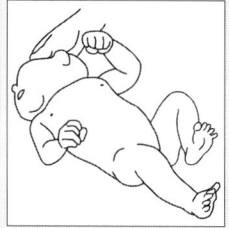

非対称性緊張性頸反
射：仰臥位で頭を一方
に向けると，顔の向い
た方の手足を伸ばし，
反対側の手足を曲げ
る。

〔姿勢反射〕

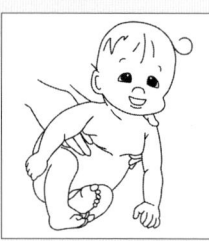

姿勢立ち直り反射：乳
児を座らせて，その身
体を左右に傾けると，
身体は斜めになっても
（目でみた情報によっ
て位置感覚がわかり）
顔が垂直に立ち直る。

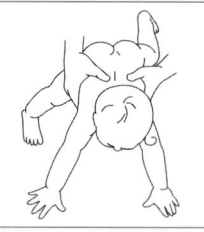

パラシュート反射：抱
きかかえた乳児の上体
を急に前に落とすよう
に傾けると，両腕を伸
ばし，両手を開いて体
重を支えようとする
（前方）。座った乳児を
横や後ろに倒すと，倒
された側の手を伸ばし
てパッと体重を支えよ
うとする(側方, 後方)。

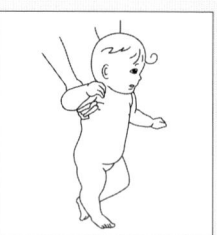

ホッピング反射：立位
の乳児を前後に傾ける
とどちらかの足が倒さ
れた方に出て，左右に
傾けると反対側の足が
交差して倒された方に
出て，バランスをとる。

図4−22　原始反射と姿勢反射

表 4-7 中枢神経系の発達からみた反射と運動の発達

中枢神経系	成熟レベル	反射および反応		運動発達	時　期	
					発　現	消　失
脊　髄脳　幹（延髄・橋）	低い		把握反射	腹臥位仰臥位	生後すぐからみられる	生後3〜4か月
		哺乳反射	自動歩行			生後1か月
			追いかけ反射			生後1か月
			探索反射・吸啜反射			生後2〜3か月
			モロー反射			生後4〜6か月
			緊張性頸反射			生後5か月
中　脳			立ち直り反射	四つ這い座　位	生後6か月頃	生涯みられる
			ランドー反射		生後6か月頃	2歳半頃
			パラシュート反射		生後8〜9か月	生涯みられる
大脳皮質	高い		ホッピング反射	つかまり立ちつたい歩き歩　行走　る	1歳3か月頃	生涯みられる

歳でスキップができるようになる。

　また，乳児は成長とともに，仰臥位（仰向けに寝た姿勢），腹臥位（うつ伏せに寝た姿勢），座位，立位の姿勢の発達がみられる。各姿勢は，だいたい一定のパターンで発達していくので，各姿勢をとったときの時期をみることでも，発達が順調に進んでいるかどうかが判断できる。各姿勢の発達を図4-23に示す。

　粗大運動の発達には環境の要因が影響し，適切な運動経験の有無によってもその発達の速度は変化する。幼児期にはバランス感覚が発達するため，屋外での遊びなどを通じていろいろな運動体験をさせることが大切である。

3）微細運動の発達

　微細運動の発達は，知能の発達と密接な関係がある。手足をばたばたさせるだけの状態から，手全体を使うようになり，次第に指先の細かい動きが可能になる。それとともに，目と両手を協応させて，道具を操作できるようになる。発達の進み方を表4-8に示す。

　指先の使い方も，次第に上手になる。もののつかみ方は，手のひら（指はあまり使わない），手全体（指と手のひらをともに使う：5〜6か月），全部の指で持つ，母指と示指，中指の3本で持つ（7〜8か月），母指と示指または中指を向い合せて指の腹でつまむ（はさみ持ち：10〜11か月），小さいものを指先でつまむ（つまみ持ち：1歳〜1歳2か月），という順で発達する（図4-24）。1歳になったときにはさみ持ちができていれば，微細運動の発達は順調であるといえる。

〔仰臥位〕

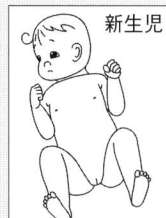 新生児
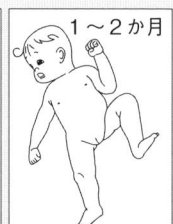 1〜2か月
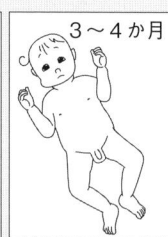 3〜4か月
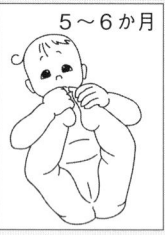 5〜6か月

顔を一方に向け，四肢を曲げている。	非対称性緊張性頸反射の姿勢。顔を一方に向ける。両腕を上げたり下げたりする。	顔が正面を向く。四肢は軽く曲げる。	足を上げて手で足をもって遊ぶ。寝返りをする。

〔腹臥位〕

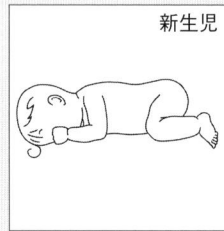 新生児
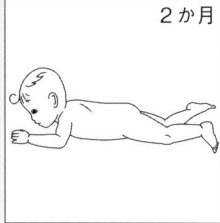 2か月
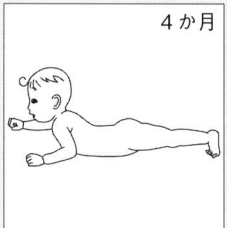 4か月

腰を上げ，両膝は曲げて腹の下に入れる。頭より臀部のほうが高い。顔は横を向く。	顔を正面に向けて床から45°近くあげる。臀部と頭部の高さが同じになる。	前腕で上体を支えて頭と胸を上げる。

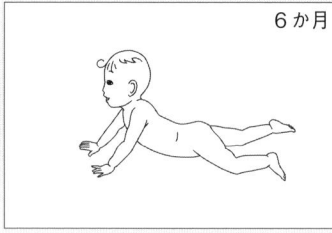 6か月
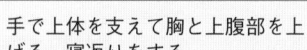
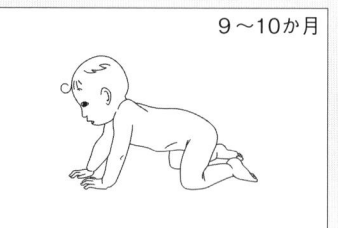 9〜10か月

手で上体を支えて胸と上腹部を上げる。寝返りをする。	手と膝をついて腹部を上げて保つ。四肢を交互に動かして前進する。

図4-23　姿勢の発達

〔引き起こし反応〕（仰臥位から両手をもって引き起こして座らせる）

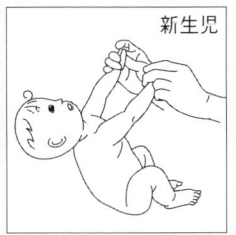
新生児

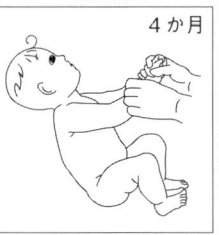
4か月

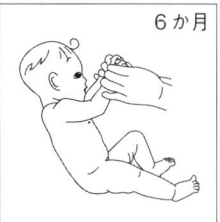
6か月

頭が遅れる。

頭はしっかり身体について くる。

肘を曲げて自分から起きてくる。頭は最初から身体と一直線になる。

〔座　位〕

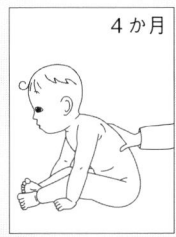
4か月

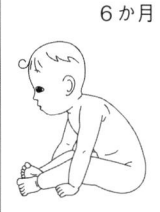
6か月

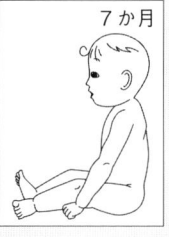
7か月

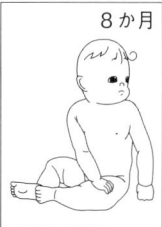
8か月

腰を支えると座っているが，腰は伸びずに丸くなっている。

両手を前について，背中を丸くして座れる。

手を離して背中を伸ばして座れる。

身体をねじって横にあるものをとる。

〔立　位〕

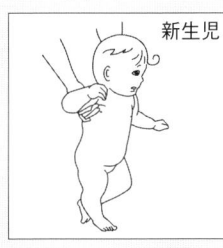
新生児

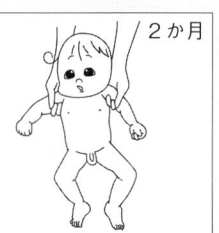
2か月

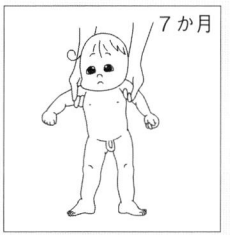
7か月

立たせると，反射によって歩き出す。

立たせても体重を支えない。

立たせると足で体重を支える。

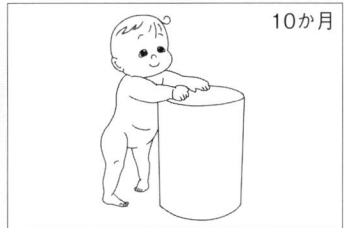
10か月

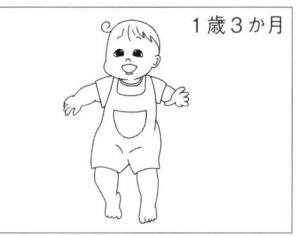
1歳3か月

つかまって立ちあがる。

ひとりで歩く。

図4-23　姿勢の発達（続き）

表4−8　微細運動の発達

月　齢	微細運動・目と手の協応	手の使い方
2か月	ものを持たせると一瞬持つ	
3か月	ガラガラなどを持たせると少しの間握っている	手のひら
4か月	手に触れたものをつかんで持っている	手全体
5か月	近くにあるものをつかんで持っている	手全体〜全部の指
4〜5か月	両手を合わせて遊ぶ，手に持ったものをじっと見る	
6か月	手を伸ばしてものをつかむ	手全体
7か月	顔にのせた布を片手でとる，おもちゃを一方の手から他方の手に持ちかえる	母指・示指・中指の側で持つ
9か月	両手でそれぞれおもちゃを持つ，小さいものをつかむ	母指・示指・中指の指で持つ
10か月	積み木を両手に持って打ち鳴らす	母指と示指か中指の指の腹でつまむ
12か月	コップに積み木を入れる	母指と示指の指先でつまむ
1歳3か月	なぐり描きをする	
1歳6か月	積み木を2個積む	
2歳	スプーンで自分で食べる	
3歳	○を模写する	
4歳	大きなボタンをはめる，箸を使える	
5歳	はさみを使える，□を模写する	

（3）精神機能の発達

　子どもの発達には，その子どもの遺伝的な要因とその子どもを取り巻く環境の両方が影響する。先天性の病気の有無，出生時の状況，生後の病気，栄養状態，住居の立地条件や家族構成等の家庭環境，親の育児態度など，すべてが影響する。

　精神機能の発達について，ここでは認知機能，情緒，社会性，言葉に分けて述べる。

1）認知機能の発達

　認知機能とは，何かを見て（知覚して），それが何であるかを理解する，判断する，解釈する，記憶するなど，さまざまな情報を処理する知的な機能のことをいう。

　乳幼児の知的な発達は，周囲に対する関心や反応などで判断する。1〜2か月ではものを見る（注視），音に反応する，「アーウー」などの意味のない声（喃語）を出す，という様子がみられ，2か月過ぎからはものの動きを目で追う（追視）ようになる。それ以降は，ものを見せたときの反応や手の使い方などから判断する。乳幼児では認知機能の発達（知的発達）と運動発達とは密接な関係があり，特に微細運動や協調運動の発達をみることで知的な発達を判断できる。

　粗大運動が発達し，寝返りやハイハイなどにより，自分で姿勢を変えて移動できるようになると，寝たままのときと比べて，多くのものやできごとに注意を向けて見たり聞いた

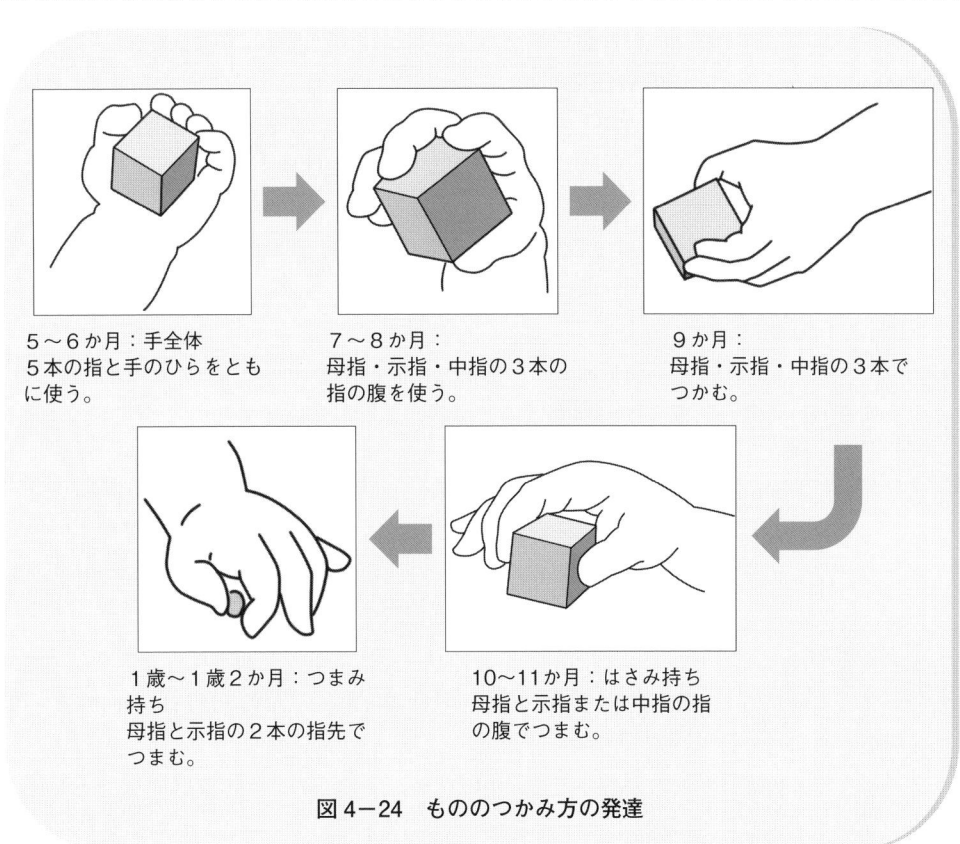

5〜6か月：手全体
5本の指と手のひらをともに使う。

7〜8か月：
母指・示指・中指の3本の指の腹を使う。

9か月：
母指・示指・中指の3本でつかむ。

1歳〜1歳2か月：つまみ持ち
母指と示指の2本の指先でつまむ。

10〜11か月：はさみ持ち
母指と示指または中指の指の腹でつまむ。

図4−24　もののつかみ方の発達

りできるようになる。自分から移動できるようになると，乳児はさかんに動き回って探索行動を行い，自分の周囲の人やもの，できごとなどをなるべく多く知覚して理解しようとする。その行動に伴って，自分がいる場所やものが置いてある場所の位置関係などを理解（空間認知）できるようになり，それらを記憶する能力が高まる。また，いろいろなできごとを経験することで，社会性やコミュニケーション能力が向上していく。

　空間の認知能力の発達によって，2〜3歳で正方形，三角形などの形の弁別（違いをみつけて区別すること）ができるようになる。

　時間の概念も次第に発達し，2歳では過去形を使い分けられ，3歳になると「あした」がわかり，5歳では日にちや曜日が理解でき，6〜7歳では時間や月，季節を理解できるようになる。

　数の概念については，1〜2歳では“ひとつ”と“たくさん”の区別がつき，2歳半で“大きい”“小さい”がわかり，3歳半では4つまで数えることができる。

2）情緒の発達

　情緒とは，喜び，悲しみ，怒り，恐怖，不安のような一時的で急激な心の動きをいう。それらの感情は無意識にわき起こり，身体の変化や表情，行動に表れるので情動ともいう。ブリッジェスによる古典的な研究によると，乳児は出生直後には刺激に対して興奮するだ

けであるが，次第に空腹，眠い，おむつがぬれたなどの状態に対して不快さを感じ，それらが解消されることで快いと感じて，笑ったり眠ったりするようになる。この快，不快，興奮は情緒の発達のもっとも基本となる感情であり，快は喜びや得意，愛情へと分かれ，不快は怒りや恐れへと分化する。2歳頃にはおとなのもつ感情はすべて表れるようになる。これらの情緒の発達と分化は，母親を中心とする養育者との間に信頼感ができあがることが基本になり，毎日の生活の中での養育者との間の心の交流によって，情緒が発達していく（図4−25）。

　乳児は2か月頃になると，泣くだけでなく，笑う，声を出す，相手の顔を見るなどのいろいろなサインを出して，不快であることを訴えたり，相手にしてほしいと要求したりするようになる。これらのサインに対して，養育者が適切に応えていくことが大切である。子どもが声を出すと母親も声を出し返したり，子どもが母親を見ると母親も子どもを見て微笑み合うなど，互いのやりとりが増え，心の交流が増すことにより，母親は母親らしく，子どもは子どもらしくなっていく。これを母子相互作用という。

　サインに応えることで，また母子相互作用によって，母親と子どもとの間に信頼感と情愛の絆（愛着）が生まれる。愛着はアタッチメントともいい，乳児の情緒の発達にとって，もっとも重要である。母親を中心とする養育者との間に愛着が形成されることによって，安心できる場所ができ，相手に信頼されることで自己肯定感が育ち，次第に周囲の人との信頼関係が発展していく。

　このように，情緒は子どもが育つ環境の中で発達していくので，不快感，不安，恐怖などをより多く感じる育児環境は，精神発達の面からみて好ましくない。乳児が発するサインをおとなが無視し続けると，乳児は周囲への信頼感を失い，無力感をもち，その後の情緒の発達に悪影響を及ぼす。身体発育の不良という形で現れることもある。また，幼児期以降の過保護や過干渉，厳しすぎるしつけも，子どもの情緒の発達には適切ではない。日常の生活の中で，子どもが愛情を受けて安定した健全な情緒を育くんでいけるようなかかわりが大切である。

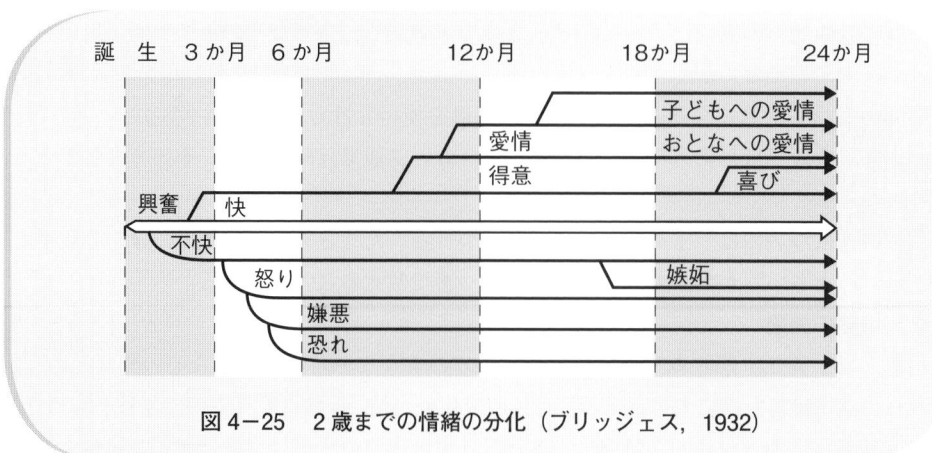

図4−25　2歳までの情緒の分化（ブリッジェス，1932）

3）社会性の発達

　人は必ず人とのつながりの中で生きており，人との関係を築いていく力や集団の中でうまくやっていく力は，発達していく過程で獲得される。まず，母親を中心とする養育者との間に愛着関係ができあがる。次第に外の世界とかかわりをもつようになると，家族以外のおとなとの関係ができ，保育所や幼稚園に入る頃には同じ年代の子ども同士の横のつながりができるようになる。小学校，中学校に進むにつれ，より複雑な人間関係をつくっていく。その中で，社会的なルールを覚え，コミュニケーションの能力を高め，他人の立場を理解する力，いっしょに協力して何かをなす力，相手に共感する力，我慢する力などを身につけていく。

　乳児は，養育者の働きかけに次第に反応し，人への関心を示すようになる。2〜3か月頃になると誰かがあやすと笑うようになる。6〜7か月頃には母親がわかり，なついている人にはうれしそうな反応をしたり泣き止んだりするのに対して，知らない人には表情をかたくするなどの，好きな人と知らない人の区別がつくようになる（人見知り）。8〜11か月頃には母親を呼び寄せようとしたり，後追いをしたりするようになる。自分で移動できるようになって行動範囲が拡大すると，母親を安全基地として探索行動をし，次第にその範囲を広げていく。1歳過ぎには同じ年代の子どもに興味が芽生え，じっと見たり，自分から近づいたりするようになる。2歳になると自我の芽生えや自分の意思を言葉で表現できるようになることで，自分から社会を広げていくようになるが，この時点では，他の

表4-9　社会性の発達

年　齢	項　目
0か月	泣いているときに抱くと泣き止む
1か月	人の顔を見つめる
3か月	あやすと笑う
4か月	相手をされると喜ぶ
6か月	母親がわかる
7か月	人見知りが始まる，よく知っている人の注意を引こうとする
8か月	"いないいないばあ"を喜ぶ
10か月	ものまねをする，母親を探す，三項関係がみられる
11か月	親の後追いをする
1歳	ほめられると同じ動作を繰り返す
1歳6か月	不安な時や見知らぬ状況で母親に助けを求める，簡単な手伝いをする，共感の指さしをする
2歳	同じ年頃の子どもの近くにいたがる，いっしょにいるが，それぞれで遊ぶ，子ども同士で追いかけっこをする
3歳	子ども同士で会話ができる，いっしょに何かをつくる
4歳	役割を決めたごっこ遊びができる，簡単なルールのある遊びができる，親から離れて他児と遊べる
5歳	集団行動ができる

子どもといっしょに何かをして遊ぶことは難しい。3歳頃に集団行動が始まり，5～6歳になるとルールを理解して自分の気持ちを抑えることができるようになる（表4-9）。

　また，乳児は発達するにつれ，相手の行動の意図や動機にも関心をもつようになる。5～6か月頃には自分ともの，自分と母親（相手）との関係しかみられないが，10か月頃になると，母親が視線や指で示した離れたところにあるものに注意を向けるようになり，それを見つけると母親を見て，見たよ，というようにサインを送るようになる。1歳頃までには，自分が見ているものを母親も見ているかどうか，母親の視線を確認するようになる。"自分"と"母親"（相手）と"もの"という3者の関係性を三項関係といい，相手が見ているものを自分もいっしょに見ることを，共同注意という。共同注意には，とってほしいものやみつけたものを伝えるために，視線や指で示すものと，いっしょに気持ちを共感するものがある。例えば犬を指さしたときに，「犬がいる」と伝えるのは前者で，「かわいいね，みつけてうれしい」と伝えたい場合は共感の指さしになる。共同注意，特に共感の指さしができることは，相手の意図を理解して，それに合わせた行動をすることができるようになることを意味する。1歳6か月を過ぎてもこの共感の指さしがみられない場合には，自閉性障害について考慮する必要がある。

　これらの発達には，家庭環境や育児態度が大きく影響する。情緒や社会性の発達は，子どもの将来の社会適応の面からもとても重要である。

4）言葉の発達

　言葉は，人が自分の気持ちや考えを相手に伝えるためのコミュニケーションの手段として，必要不可欠なものである。また，言葉は物事を考えるときの道具としても重要であり，人は言葉を用いてさまざまな精神の活動を行う。

　コミュニケーションには，言葉を使ったもの（聞く，話す，読む）と，言葉を使わないもの（表情，動作，指さし，絵，声の調子等）がある。乳児は養育者を中心とする人とのかかわりの中で，みつめ合ったり微笑み合ったり声を出し合ったりしながら，まずは非言語によるコミュニケーションを繰り返し，そのうちに相手の表情や動作からその意味や意図を読み取れるようになっていく。また，毎日話し声を聞いているうちに，おとなの会話の中から言葉を聞き取れるようになり，次第に言葉の意味を理解し，言葉によるコミュニケーションの能力を身につけていく。9～10か月頃には「だめ」に反応したり，「ハーイは？」といわれて手を上げたりするようになる。

　ある程度言葉の理解が進んでくると，言葉を発する（言語表出）ようになる。乳児期の前半にはさかんに声を出して意思表示をする。4か月頃には「アーウー」などの喃語を出すようになり，乳児期後半になると「マンマン」，「バーバー」などの喃語を繰り返して発するようになる。1歳過ぎには有意語（パパ，ママ，マンマ，ワンワン等）が出始め，その数がどんどん増え，2歳で二語文（2つの単語がつながったもの），3歳で三語文，と発達していく。

　言葉の遅れがある場合，言葉の理解が遅れているのか，理解はできているが表出が遅れているのかを見極める必要がある。言葉の理解が遅れている場合には，まず聴力に問題がないかを確認し，問題がなければ，発達全体が遅れていないかを評価する。言葉の表出の

表 4−10　言葉の発達

年　齢	言葉の理解	言葉の表出
0か月	大きな声に反応する	
2か月	人の声で一瞬動きが止まる	泣き声以外の声を出す，いろいろな泣き声で泣く
4か月	母親の声で泣きやむ	声を出して笑う，「アー」などの喃語（母音）を言い始める
5か月	声がするほうをじっと見る	「アウ」，「ブー」，「ダダ」などいろいろな声（子音）を出す
7か月	呼びかけると振り向く	声に出して要求したり注意を引く
8か月	"いないいないばあ"で喜ぶ	「ママ」，「ババ」などの喃語を繰り返す
10か月	「だめ」に反応する	発音をまねしようとする
12か月	「ちょうだい」で持っているものを渡す，親が見たり指さしたほうを見る	有意語が出始める
1歳6か月	簡単な指示に従う	有意語が数個以上言える，絵本の犬を見て「ワンワン」という，指さしでおとなの注意を向けさせる
2歳	三語文の指示に従う，大小がわかる	二語文を言う，簡単な会話ができる，「何？」と問う
3歳	色が3色わかる，男女の区別がつく	三語文を言う，子ども同士で会話をする，姓名を言う，園であったことを話す
4歳	5までの数が理解できる	説明ができるようになる
5歳	左右がわかる	理由の説明ができるようになる

みが遅く，他に問題がなければ，ある時期がくると急に語い数が増加してくることが多い。しかし，情緒面や社会性の面での遅れがあり，発達のアンバランスが目立つ場合には，自閉性障害などの発達障害を考慮する必要がある。

（4）子どもの発達とその評価

　乳幼児の発達を評価する際には，2つのポイントがある。ひとつ目は，その年齢に応じた発達をしているかどうかであり，2つ目は，その子ども自身の中でいろいろな分野の発達に偏りやアンバランスがないかである。年齢に応じた発達とは，ある年齢や月齢の集団で考えた場合，ほとんどの子どもができることができるかどうか，遅れはないかということである。乳児の場合，2か月以上の遅れがあると，精神発達に問題がある可能性がある。アンバランスとは，例えば他の分野の発達には遅れはないのに粗大運動のみが明らかに遅れている，運動発達は順調であるのに言葉や社会性の発達が際立って遅れているなどの場合である。

　一人ひとりの子どもが発達していく力を獲得できるようにするためには，子どもの発達の特徴を理解し，子どもがそのときに必要としているかかわりや援助をしていくことが大

切である。そのためには，各年齢の子どもの一般的な発達を理解しておくことが必要である。

　特に乳幼児の発達の評価がしやすい時期をKey ageといい，満4か月，7か月，10か月，1歳6か月，3歳6か月がそれに相当する。乳幼児健診は，Key ageに合わせて行われている（表4-11）。Key ageに，大多数の子どもができることができているかを確認することで，発達の状態を評価できる。乳幼児期には，運動発達と知的な発達とはほぼ比例する。そのため，まずは運動発達を評価することが大切であるが，心の発達についても関心をもって子どもをみることが必要である。

1）発達の検査法

　客観的な評価の方法としては，テスト法（検査者が子どもに向き合って，質問に答えさせたり課題をやらせたりして判定する方法），質問紙法（母親等の養育者に質問紙に書いてある項目に答えてもらい，間接的に子どもの行動の程度を判定する方法）がある。

　テスト法として，デンバー式発達スクリーニング検査や新版K式発達検査2001などがある。いずれも子どもと対面して検査を行うため，課題をできたかどうかだけでなく，検査者とのコミュニケーションがうまくとれるか，落ち着いて取り組めるかなどの様子も観察することができる利点がある。しかし，手間と時間がかかるという欠点がある。質問紙法

表4-11　Key ageに評価する項目

Key age	評価する項目
4か月	首がすわる 原始反射（モロー反射，緊張性頸反射）が消失してくる 手に触れたものをつかむ 左右に180°目で追う（追視） あやすと声を出して笑う，人に笑いかける
7か月	ひとりで座れる 顔にかけた布をとれる，手を伸ばしてものをつかむ ものをもちかえる 名前を呼ぶとふり向く 声を出して注意を引く
10か月	つかまって立ち上がる パラシュート反応が出る 小さなものをつまむ ものまねをする，人見知りをする 「ママ」，「パパパ」などの声を出す
1歳6か月	ひとりで転ばずに歩く 積み木を2個積む，なぐり書きをする 簡単な言葉の指示に従う 有意語を3個以上いう 指さしをする
3歳6か月	三輪車がこげる ○や＋が書ける 自分の姓名をいえる 赤黄青緑の色のうち3色を正しく指させる

としてKIDS乳幼児発達スケール，津守・稲毛式乳幼児精神発達診断などがある。簡単に実施でき，普段の生活全体から評価をすることができるが，記入する人の主観が入りやすく，不正確になりやすい欠点がある。2つの中間型として遠城寺式がある。日本版デンバー式発達スクリーニング検査の記録票（DENVERⅡ）を図4-26に示す。また，よく利用されている発達検査を表4-12に示す。

2）発達の評価

これらの検査では，各項目ができたかどうかによって，その子どもの実際の発達年齢（DA：developmental age）を予測することができる。発達年齢がわかったら，これが実際の年齢（暦年齢，CA：chronological age）に対してどの程度差があるのかを計算し，発達指数（DQ：developmental quotient）を算出する。

$$DQ = DA \div CA \times 100$$

暦年齢と発達年齢が同じであれば，DQは100になり，実際の年齢よりも発達年齢が遅れていれば，DQは100未満になる。一般的に，DQが70未満の場合は発達の遅れがあると判断する。

しかし，テスト法では子どものコンディションによって出来・不出来が変わることがある。また，質問紙法では，記入者がその子どもをどの程度観察しているか，質問内容が理解できているかなどによって，結果が不正確になる場合がある。発達検査を行うときにはそれらの特性を理解し，1回の検査のみで判断せずに総合的に判定することが重要である。

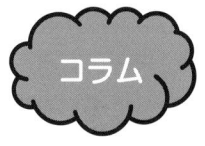

発達評価

子どもの発達には，一般的な経過をたどる以外にもいろいろなパターンがあり，その経過の一場面を見ただけでは，それが心配ないことなのか，発達上の問題を表しているものなのかを判断することが難しい場合がある。例えば，ハイハイをほとんどせずにつかまり立ちをして歩いてしまう子ども，ハイハイやつかまり立ちを嫌がって座ったまま移動し，歩けるようになるのが2歳近くになるパターンを示すなどの場合がある。これらはいずれも心配は不要である。

また，知的な発達や言葉の発達のスピードも，子どもによって成長の時期による差がみられ，遅れているのではないかと心配していると，ある時期からぐっと発達することもある。発達にアンバランスがみられる子どもでも，その子どもに合ったかかわりをしていくことで，アンバランスさが軽減することがよくみられる。そのため，発達を評価するときには，子どもの育ちをみながら慎重に判断することが大切である。

親にとって発達が順調に進んでいるかどうかは重要な関心事であり，安易に遅れていると伝えて，いたずらに不安をあおることは避けるべきである。それよりも，その子どもの発達上の特徴を理解し，その特徴を含めて子ども全体を肯定的にとらえ，その子どもに合わせたかかわりをしていくことが，子どもの発達を伸ばしていくことになる。

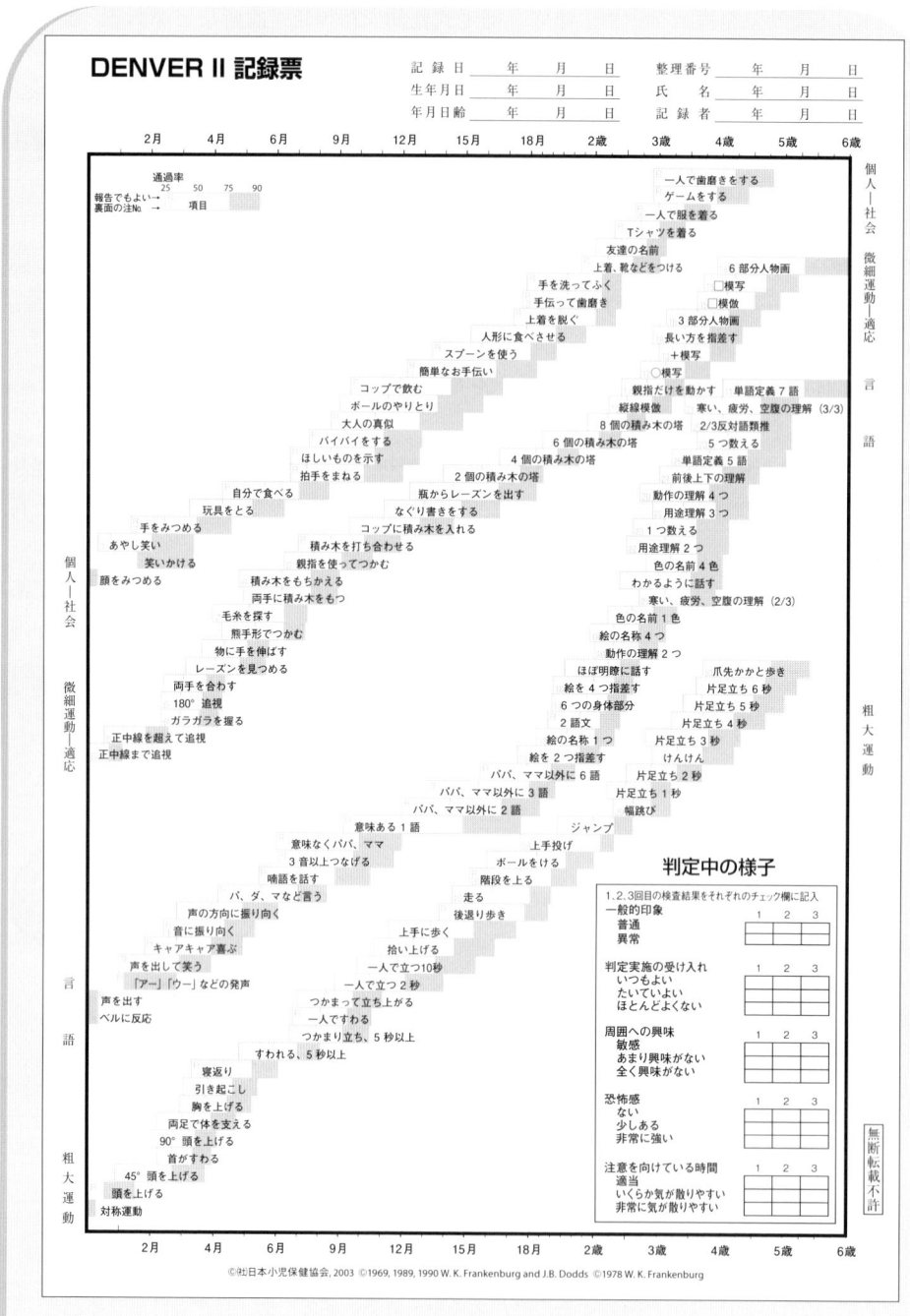

図4−26　DENVER Ⅱ 記録票

出典）日本小児保健協会

表4−12　おもな発達検査

	検査の種類	対象年齢	検査領域／特徴	評　価
発達検査（テスト法）	遠城寺式乳幼児分析的発達検査	0か月〜4歳7か月	運動・社会性・言語の3領域	発達のプロフィールを判定（発達指数も計算可能）
	DENVER II デンバー式発達スクリーニング検査	0〜6歳	粗大運動・言語・微細運動−適応・個人−社会の4領域 精密検査が必要な子どもを見つけだすためのスクリーニング検査	正常・疑い・判定不能に判定
	新版K式発達検査2020	0〜成人	姿勢・運動，認知・適応，言語・社会の3領域	発達のプロフィール・発達年齢・発達指数
	MCC乳幼児精神発達検査			
発達検査（質問紙法）	KIDS乳幼児発達スケール	1〜11か月，1歳0か月〜2歳11か月，3歳0か月〜6歳11か月	運動・操作・理解言語・表出言語・概念・対子ども社会性・対成人社会性・しつけ・食事の9領域	領域別・総合の発達年齢・発達指数
	津守・稲毛式乳幼児精神発達診断	0〜12か月，1〜3歳，3〜7歳	運動・探索・社会・生活習慣・言語の5領域	発達年齢・発達指数・発達輪郭表
知能検査	WPPSI知能診断検査	3歳10か月〜7歳1か月	言語性6種類，動作性5種類の検査	知能指数
	WISC-V知能検査	5歳0か月〜16歳11か月	16種類の検査で，知能を分析的にとらえる	知能指数と5つの指標得点
	田中ビネー知能検査V	2歳0か月〜成人	比較的短時間で実施できる	知能指数，知能年齢
	改訂版鈴木ビネー知能検査	2歳0か月〜成人	比較的短時間で実施できる	知能指数，知能年齢

　さらに，早産児の場合には，出産の予定日と実際に出生した日との日数の差を差し引いて考える必要がある。発達を評価するときには，修正月齢（出産予定日から数えた月齢）で考えるが，2〜3か月早く生まれた場合には，修正月齢で考えても乳児期や幼児期早期の発達はやや遅れていることが多い。しかし，次第に追いつき，幼児期後半には月齢を修正することは不要になっていく。

5 子どもの成長・発達と保育

　成長・発達の著しい乳幼児期の子どもの健やかな育ちの支援のためには，本章で学んだ子どもの成長や生理機能，運動機能，精神機能といった発達を理解して保育にあたることが必要である。

　乳幼児期は，第一発育急進期であり，この時期に身長・体重等の身体測定を実施し，子どもの成長度合いを確認していくことが重要である。保育所では，毎月身体測定を実施している。測定方法の確かさのほかに，測定時刻を一定にすること，また身長については原則として２歳までは仰臥位で測定し，２歳以後は立位で測定することになっているが，誤差が生じる可能性にも留意する。測定前後の値を確認し，減少している場合などは健康状態の総合的なチェックが必要である。

　また，おとなとは違う子どもの発達を理解した保育が必要である。例えば，子どもは腹式呼吸をしていることから，おむつは，腹式呼吸を妨げることにならないようにへその下で小さくまとめる。乳児を抱く際，首が座っていないときには，頭を支えるだけの筋力が十分に育っていないので身体に負担がかかってしまうことから，しっかり首を支えることが必要である。また，乳児は胃の形態から排気（げっぷ）が必要であることや，消化しやすい形態の食べ物から少量ずつ与えて慣れさせながら離乳を進めていくことが大切である。さらに，消化機能の発達には個人差があることを理解し，個々人の発達に沿って離乳を進めるなど，一般的な発達を理解して乳幼児の保育にあたらねばならない。

　運動機能，精神機能等の発達の評価で大切なことは，何か月であるから何ができる・わかるではなく，前後の経過をみて判断していくことである。もしなんらかの発達上の障害が疑われるような場合には，保育の場における状況や，働きかけが適切であるか，家庭での状況はどうか等，養育環境との関連にも留意し，必要であれば看護職や園医と連携して必要な支援につなげていく。

　生理的機能・運動能力・精神発達などの身体諸機能は，基本的生活習慣といわれる食・排泄・睡眠・着脱衣・身のまわりの清潔と関連する。

　表4-13は，就学前までの子どもの成長・発達と，生活行動の発達を一覧にしたものである。あくまで一般的なもので，子どもにより個体差があり，養育環境によっても異なることに留意する。年齢や月齢によってのみ判断するのではなく，その前後の行動をみながら，「その子なりにどうであるか」の視点を大切にする。

表4−13　成長・発達と生活習慣獲得の目安

区分		項目	0	1	2	3	4	5	6	7	8	9	10	11	1歳	1歳半	2歳	2歳半	3歳	3歳半	4歳	4歳半	5歳	6歳
成長		身長	50cm			60cm			70cm						75cm	80cm	90cm		95cm		100cm			120cm
		体重	3000g				6000g								9000g		12kg				15kg		18kg	
発達	運動発達	粗大運動	原始反射			頭を上げる	首が安定する	胸を上げる うつ伏せで回り向きを変える	寝返り すわりばいをする	座位　両手を放して背中を伸ばして座れる		つかまり立ち 四つばいをする 伝い歩きをする			片手で支えば一人歩く 一人歩き（1歳2か月）	一人で歩く	走るジャンプする		三輪車に乗る		ケンケンができる		スキップができる	
		微細運動	手は握ったまま ガラガラを持たせるとすぐ落とす			鏡胞が開く ガラガラを握る		手の指全部で握る 両手を出す 握ったものを落とさない	持ち替えができる 積み木を見て手を伸ばす	母指と示指、中指を見て手を伸ばしてつかむ			はさみもち 母指と示指、中指の3本でつまむ		つまみもち（ピンチング）母指と他指の2本の指先でつまむ 貯金箱の中にお金を入れることができる		線を引くことができる		人の顔を描くことができる			正方形、三角形が描ける		
	精神発達	認知		注視	追視																			
		情緒	泣いている時に抱くと泣きやむ	人の顔を見つめる	笑う	あやすと笑う			母親がわかる 人見知りがある	人見知りが始まる	いけないことをされるといやがるものを選ぶ		ものまねをする 親の後追いをする		ほめられると同じ動作をする 親の後追いをする	共感の指さし	一緒にいるがそれぞれに遊ぶ		子ども同士で会話ができる		ごっこ遊び	説明ができるようになる	集団行動 理由の説明ができるようになる	
		言葉	啼泣		「アーウー」などの喃語	声を出して笑う	喃語						発語をまねるようにする		有意語		一語文	三語文						
	生理機能	体温調節・呼吸	体温調節機能未熟 腹式呼吸												胸腹式呼吸									胸式呼吸
		睡眠	16±2時間 昼夜の区別なく外は寝ている		13～16時間 昼夜の区別がついてくる			13～14時間 午睡は、午前・午後	生活リズムの安定 午睡は、午前・午後	午睡は、午前1回と午後1回になってくる			11～13時間		午睡は生後1回				約12時間	昼寝をしなくなる（個人差がある）				
		消化機能	乳汁栄養 胃の形は筒状 噴門の緊張が弱い				舌や唇で半固形物をつぶす	離乳初期上唇で食べ物を取り込む よだれが出てくる（消化酵素の連携が整ってくる）	離乳中期 舌であごに食べ物を押しつぶす（固唇の形）	歯を閉じ小さな食物を奥歯ですりつぶすことができるようになる		離乳後期（1日3回）ある程度のものをつぶして飲み込む			離乳食完了期 乳歯12-16本									
		排泄機能	排便回数不規則、短			排便回数がゆっくりずつ少なくなる			おむつ交換の時そ尿や便から足をばたばたさせる			排尿の間隔が長くなり尿量も多くなる			11～13時間		排尿間隔可能							
生活習慣の自立		食行動	授乳間隔が3時間おき											スプーンをもって自分で食べようとする	スプーンの柄の部分を握って食べる	スプーンの柄の部分を上から握る持ち方	そばについていればほぼ一人で食べられる	スプーンと箸の両方を使える 箸で食べる	自分で箸を使って食べる	ほぼ一人で食べる（個人差がある）		箸づかいが上手になる	食べ物の好き嫌いがわかる 食べる
		排泄行動												排尿の間隔が一定になって伝える	便意を知らせ排尿同時可能	ひとりで尿意を伝えられるようになってくる	ほぼ一人で排泄ができ自立する	排泄が自立する 排尿後処理ができるようになる		排便が自立する 紙を使って便の後始末ができるようになる				
		着脱行動												靴や帽子をぬごうとする 尿意を自分で伝えてから排泄する	靴下や帽子を自分で脱ぐ	パンツやズボンをあげたり下げたりこうとする		一枚の衣服は自分で脱いだり着たりできるが逆になる		上着やシャツの前を後ろを開ける 脱いだパンツをはく、前側のボタンをかける				
		清潔行動												食事前に自分で手を洗うとする せっけんを使って手を洗いもらう	ひとりで顔や手を洗う	鼻水をふく 食後にうがいをする		口を器に鼻をかむ、顔を洗う		歯をみがく		髪をとかす お風呂で自分で洗える	暑さ寒さに応じて衣服の調節ができる	清潔にしておくことが病気の予防と関連することがわかる

●参考文献

1・2節

・DJ Barker and C Osmond（1986）'Infant mortality, childhood nutrition, and ischaemic heart disease in England and Wales'"*The Lancet*", **327**（8489），1077～1081

・N Sigurs, R Bjarnason, F Sigurbergsson, B Kjellman（2000）'Respiratory syncytial virus bronchiolitis in infancy is an important risk factor for asthma and allergy at age 7'"*Am. J. Respir. Crit. Care Med*", **161**（5），1501～1507

3・4節

・鴨下重彦監修，桃井真理子・宮尾益知・水口　雅編集（2009）『ベッドサイドの小児神経・発達の診かた　改定第3版』南山堂

・厚生労働省（2011）「平成22年乳幼児身体発育調査」

・前川喜平・小枝達也（2012）『写真でみる乳幼児健診の神経学的チェック法　改定第8版』南山堂

・「乳幼児身体発育調査の統計学的解析とその手法及び利活用に関する研究」（研究代表者　横山徹爾）：『乳幼児身体発育評価マニュアル』平成23年度厚生労働科学研究費補助金，国立保健医療科学院

・河合優年・中野　茂編著（2013）『保育の心理学』ミネルヴァ書房

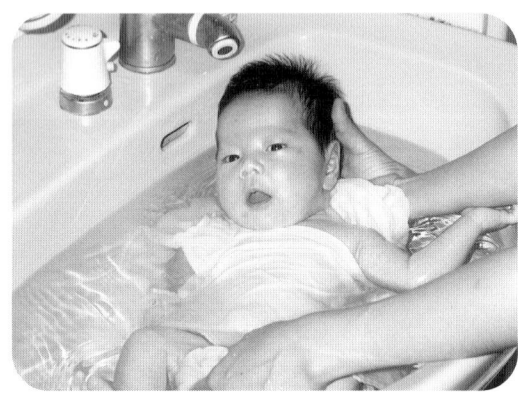

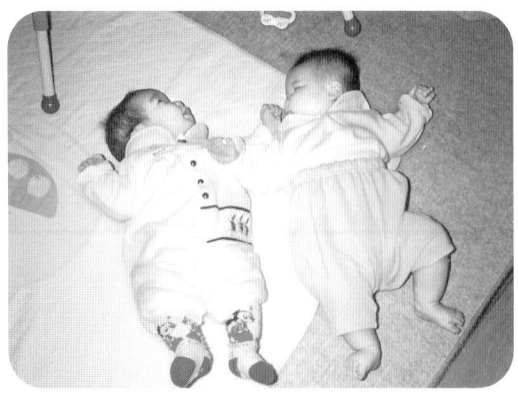

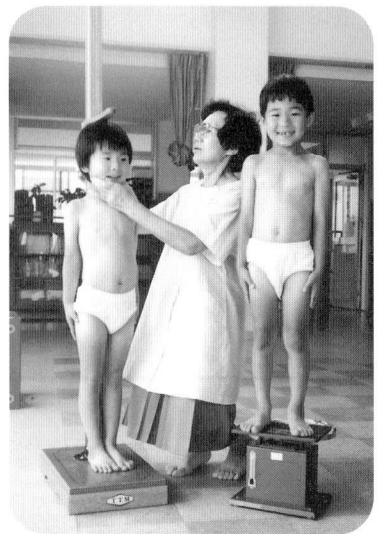

子どもの心身の
健康状態とその把握

1　日々の健康観察と心身の不調の早期発見

（1）健康な子どもとは

　子どもの健康を考えるときは，WHOの健康の定義にあるように，子どもの身体面だけ
でなく精神や社会的側面からも観察・情報収集して，よい状態であることを確認する必要
がある。一般的には，子どもがよく食べ（乳汁を飲み），よく眠り，尿や便の排泄が定期
的にあり，幼児であればさらに，主体的に日々の活動に参加することができれば健康であ
ると考えることができる。

健康の定義
第2章
p.9参照

1）観察項目

　子どもは，年齢が低いほど体調がよくないこと（体調不良）を正確に訴えることができ
ないため，保育者が朝の登園時から下記のような項目を定期的に観察し，普段との違いに
気づくことが異状の早期発見につながる。また，体温・脈拍・呼吸数などの生理機能（バ
イタルサイン）を測定することも体調を観察をするうえで重要で，得られた情報から総合
的に子どもが健康であるかを判断する。

　①　**機嫌・活気・表情・啼泣**　　健康な子どもは一般的に機嫌がよく，元気に動き，周
囲の状況に反応するなど表情が豊かである。授乳後やおむつ交換後も泣き続けていたり，
甲高い泣き声は体調不良の可能性がある。

　②　**食欲・排泄状態**　　子どもが体調不良のときは，食行動に変化がみられるので，普
段と比べてぐずって食べない，いつもと比べて食べる量が極端に少ないなど，食欲の低下
がないかという視点で観察する。また，定期的に尿や便の排泄があることや，排泄物の性
状も同時に観察する。

感染症
第6章
p.87〜参照

　③　**皮膚の状態**　　乳幼児期は発疹を伴う感染症に罹りやすい時期なので，感染症を疑

わせる発疹はないか観察する。また，肛門周囲などのかぶれやただれ，汗疹の有無，むくみの有無なども観察する。さらに，傷やあざも確認する。

　④　運動の状態　　子どもは体調不良のときには，保育への参加が活動的でない場合があるので，四肢の動きに不自然さがないかの観察や，視線が合わないなどの行動の有無を確認する。子どもが健康であるかの観察項目を図5-1に示す。

　　子どもの異状に気づいた場合は，その後の保育の継続が可能かを判断して，必要があれば，保護者と連携し医療機関への受診を勧める。

（2）心身の不調とその判断

👀
子どもの病気
第6章
p.85～参照

　　子どもの心身の不調は，発育の時期によって特徴がある。新生児期に心身の不調をもたらすおもな病気は，先天性疾患や胎外環境への適応障害，出生時の障害，感染症である。乳児期は，母親からの移行免疫が低下するとともに，自己の免疫を獲得していく時期であり，感染症にかかりやすい。したがって，感染症に伴う発熱や発疹，下痢，嘔吐，咳などの症状を呈することが多い。幼児期は，集団生活に伴う子ども同士の接触により感染症が多くなる。

　　子どもはおとなに比べて予備力が乏しいので，症状の悪化が早い。また年齢によっては，不快な症状を言葉で伝えることができなかったり，心身の不調を適切な言葉で表現できなかったりする。例えば，「おなかが痛い」といっても，痛む場所が言葉と実際とでは異なっていたり，痛みの強さも言葉どおりではないこともある。そのため，年齢に応じた健康状態の観察が欠かせない。以下に，子どもに多い症状とその対応を述べる。

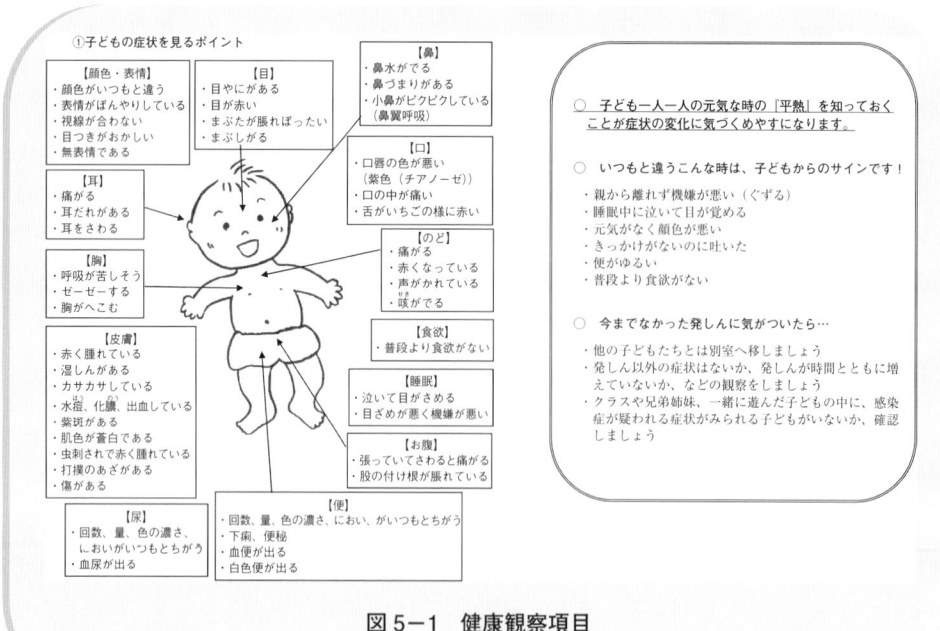

図5-1　健康観察項目
出典）厚生労働省：保育所における感染症対策ガイドライン，p.71，2018

1）おもな症状の見方

まだ話すことができず，訴えることもできない乳幼児期では，特に観察が大切である。症状を観察することにより，どこが悪いのか推察することができる。表5−1に，よくみられる体調不良時の症状と観察・配慮点，考えられるおもな病気を示す。

2）おもな症状への対応

① **機嫌が悪い**　　乳児など言葉で不快症状を訴えることのできない年齢では，病気による明らかな症状がみられる前に機嫌が悪かったり，哺乳量や食事量が減ったりすることがある。また，泣き方や行動，表情などが普段の状態と比べて「なんとなく違う」と感じることがある。これは大事なサインで，このようなときは普段より観察を密にし，注意することが必要である。

② **発　熱**　　乳幼児は感染性の病気（感染症）にかかることが多い。感染症の代表的な症状として発熱がある。また，体温調節中枢が未熟なために発熱しやすいという特徴をもつ。感染症による発熱は，感染によって産生された発熱物質が体温調節中枢を刺激して体温を上昇させる。さらに，体温上昇によって感染症の原因である細菌やウイルスの生存

表5−1　よくみられる体調不良時の症状と観察・配慮点，考えられるおもな病気

症　状	観　察　・　配　慮　点	考えられるおもな病気
発　熱	・発疹，咳，下痢など他の症状はないか ・水分を補給する ・解熱剤の使用は慎重にする	・細菌・ウイルスなどの感染症
下　痢	・嘔吐はないか ・便に血が混じっていないか ・温かい麦茶・湯冷まし等で水分を補給する	・感染性胃腸炎 ・食中毒 ・かぜ
嘔　吐	・下痢はないか ・熱はないか ・食直後に吐くか	・感染性胃腸炎 ・食中毒 ・腸重積症
咳	・熱はないか ・喘鳴はないか ・立て続けに咳が出ていないか ・顔色は悪くないか	・かぜ ・気管支喘息 ・百日咳 ・気道閉塞
発　疹	・発疹と発熱の関係はどうか 　→熱が2〜3日続いた後いったん下がり，再び熱が上がるときに発疹が出る 　→微熱と同時に小さな発疹が出る 　→高熱が下がると同時に発疹が出る 　→高熱とともに全身一面に赤く細かい発疹が出る 　→水疱を伴う粟粒状の発疹が全身に次々と出る 　→薄い皮膚の中に黄色の液体がたまる 　→手のひら，足の裏，口の中に米粒大の水疱が出る	・麻疹（はしか） ・風疹 ・突発性発疹症 ・溶連菌感染症（猩紅熱） ・水痘（水ぼうそう） ・伝染性膿痂疹（とびひ） ・手足口病
けいれん	・熱はないか ・意識はあるか ・呼吸をしているか ・刺激を与えたり揺り動かしたりしない	・熱性けいれん ・てんかん ・髄膜炎 ・日本脳炎

環境を悪くするので，発熱は合目的的である。発熱には意味があり，また体温調節中枢の未熟な低年齢児には，急激に熱を下げることが負担となるため，氷枕や解熱剤の使用は慎重でなければならない。さらに，解熱を助けるために発汗するため，発熱時は麦茶や小児用イオン飲料などによる水分補給も大切である。

③ **下 痢**　乳児は，乳汁を多量に与える（飲みすぎる）と消化不良を起こし，下痢をする。また，かぜをひくと下痢便になることがある。乳幼児では，ウイルス感染による下痢を冬季から春先に認めることが多い。ウイルス性の下痢では，嘔吐を伴うので，脱水に注意する。便を観察し，便中に血液が混じっていないか注意する（腸管出血性大腸菌感染症などで血便を認める）。下痢をしているときの脱水症予防の水分補給は，果汁飲料や糖分の多いものは下痢症状を悪化させるので避け，湯冷ましや温かい麦茶などを与える。経口補液を利用するのもよい。

④ **嘔 吐**　1〜2か月の乳児は，胃の入り口である噴門の筋肉の発達が未熟なため，哺乳後に少量吐くことがある（いつ乳）。しかし，哺乳後に噴水状に吐いたり，苦しそうに吐いたりするときは，病気が疑われるので医療機関への受診が必要である。胃腸炎などの胃腸障害以外に脳炎・髄膜炎などの神経系の病気や糖尿病などの代謝の病気でも嘔吐がみられる。乳児では，吐いたものを気管に吸い込んで窒息しないように横向きに寝かせるなどの配慮が必要である。嘔吐が続くときは，水分をとれず脱水になることもあるので注意する。

⑤ **咳**　乳幼児ではよくみられる症状である。軽い咳で，熱もなく元気がよいときは様子をみてよい。咳が出て熱があるときや呼吸が早いとき，咳が立て続けに出たり（百日

（図中左側の注記）
流行性嘔吐下痢症
第6章
p.89参照

腸管出血性大腸菌感染症
第6章
p.90参照

百日咳
第6章
p.90参照

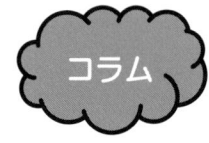

コラム

保育所における薬の取り扱い

○「医務室等の整備」
　救急用の薬品，包帯等の応急処置用品を常備し，全職員が適切な使用法を習熟するようにします。

○与薬への留意点
　保育所において薬（座薬等を含む）を与える場合は，医師の診断および指示に基づいた薬に限定します。その際には，保護者に医師名，薬の種類，内服方法等を具体的に記載した与薬依頼票（図5-2）を持参してもらいます。
・保護者から預かった薬については，他の子どもが誤って内服することのないように施錠のできる場所に保管するなど，管理を徹底しなければなりません。
・与薬に当たっては，複数の保育士等で，対象児を確認し，重複与薬や与薬量の誤認，与薬忘れ等の誤りがないよう確認します。
・与薬後には，子どもの観察を十分に行います。
出典）厚生労働省雇用均等・児童家庭局保育課：保育所保育指針解説，2018

咳），ヒューヒュー，ゼイゼイといったとき（喘息）は医療機関を受診させる。喘息では，起こして座らせると呼吸がやや楽になる。気管や気管支に異物を詰まらせたときは，突然の咳とともに呼吸困難症状が出るので，急いで医療機関を受診する必要がある。

⑥ **発　疹**　発疹には，丘疹（ぶつぶつ），水疱（水ぶくれ），膿疱（水疱の内容が膿汁），紅斑（赤い色調の変化）などがある。発疹の原因は，感染症，アレルギー疾患，接触性皮膚炎などがあるが，発熱を伴う場合は感染症のことが多い。また感染症による発疹の場合は，発熱と発疹出現の時間的関係から，病気を推測できることがある（表5−1）。発疹を伴う感染症の症状を知り，病気を早期に発見することで，保育の場での感染の拡大を防止する必要がある。

アレルギー疾患　第3章 p.18〜，第6章 p.95〜参照

⑦ **けいれん**　けいれんとは，全身または身体の一部の筋肉が，発作的に自分の意志とは関係なく不随意に収縮したり，つっぱったりすることをいう。ひきつけともいう。けいれんには，全身が硬直する強直性けいれんと，四肢をぴくぴくと屈曲・伸展させる間代性けいれんがある。低年齢児では，高熱の上昇し始めに起こる熱性けいれんのことが多い。熱がないのにけいれんがあり，意識を失うときには，てんかんの可能性が高い。熱が高く，

けいれん　第6章 p.105, 106 参照

与薬依頼票（保護者記載用）

年　　月　　日 記

連絡先	保育園名　　　　　　　　　　　　　　　　　　　　　　宛
連絡者	保護者氏名　　　　　　　　印　連絡先　電話
	子ども氏名　　　　　　　男・女　　歳　　か月　　日
主治医	電話
（	病院・医院）　Fax

病名（または病状）

① 持参したくすりは　　　年　　月　　日に処方された　　　　日分のうちの本日分
② 保管は　　室温 ・冷蔵庫 ・ その他
③ くすりの剤型（該当するものに○）
　　粉 ・ 液（シロップ）・ 外用薬 ・ その他（　　　　　　　　　　　　　　）
④ くすりの内容
　　抗生物質・解熱剤・咳止め・下痢止め・かぜ薬・外用薬・（　　　　　　　　　）
　　調剤内容
⑤ 使用する日時　年　　月　　日〜　　月　　日　午前・午後　　時　　分
　　又は　　食事（おやつ）の　　　分前 ・　　　　分あと
　　その他具体的に（　　　　　　　　　　　　　　　　　　　　　　　　　　）
⑥ 外用薬などの使用法
⑦ その他の注意事項
　　　　　　　　　　　　　　　　　薬剤情報提供書 あり ・ なし

保育園記載	受領者サイン　　　　　　　保管時サイン　　　　　月　　日　　時　　分
	投与者サイン　　　　　　　投与時刻　　　月　　日　午前・午後　　時　　分
	実施状況など

図5−2　与薬依頼票

髄膜炎
第 6 章
p.104, 105
参照

吐いたり，意識障害があるときは，髄膜炎や急性脳症のこともある。けいれん発作時には刺激を与えたり，揺り動かしたりせず，呼吸状態や顔色を注意深く観察する。発作が数分以内に止まらない，また，呼吸が止まる場合には救急車を要請する。

2 成長・発達の把握と健康診断

（1）身体計測

1）意　義

身体発育の
評価
第 4 章
p.52, 53
参照

乳幼児期は成長・発達の著しい時期にあり，また，病気や栄養状態，生活環境の影響を受けやすい。そのため，身体計測によって客観的に乳幼児の身体発育や栄養状態を評価することは，子どもの健康状態や養育環境を把握するうえで重要である。

実際には出生時に計測した身長・体重・胸囲・頭囲が，その後順調に成長しているかどうかを計測し，計測後は年齢に応じた評価の指標を用いて評価する。

2）注　意　点

・計測に用いる計測器具が正常に作動することを前日に準備する段階で確認する。また，計量器具は 1 年に 1 回，行政の計量検査を受ける。

・乳幼児の発達段階に合った計測器具や方法を選択する。

・計測時間や計測部位など計測時の条件を一定にすることが必要である。

・室温や安全に注意し，適切な手順・手技で計測して，なるべく短時間で計測を終了できるようにする。

・計測後すぐに測定値を前回の値と比較し，著しい誤差がないことを確認する。

3）実際の計測

・室温を調節して行う。

学校等欠席者・感染症情報システム

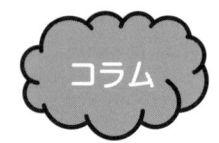
コラム

保育所は，免疫・体力共に十分ではない乳幼児が集団生活を送る場であることから，さまざまな感染症が集団発生しやすい。日本学校保健会が国立感染症研究所との共同研究契約に基づき運営する「学校等欠席者・感染症情報システム」（旧・保育園サーベイランス）への加入・活用により，関係機関における地域の児童生徒等の健康状況の同時把握が可能になる。2017年度，全国の保育園の約33％，小学校の約53％，中学校の約50％が利用している。文部科学省初等中等教育局は全国の教育委員会にシステム加入を勧める通知を出している。（参考）https://www.gakkohoken.jp/files/ccenter/new_about_system.pdf

・2歳未満：裸で仰臥位で計測するが，胸囲は座位でもよい。
・2歳以上で立位安定：パンツ1枚にして立位で計測する。

① **身　長**　　身長は長管骨の伸長を反映している。遺伝の影響を受けやすいといわれているが，両親の身長との相関は高くない。出生時の状況やその後の栄養状態の影響を受ける（図5−3）。

② **体　重**　　体重は筋肉や皮下脂肪の状態や発育・栄養・健康状態を知る指標となる。体重には病気などの影響が出やすいため，異常の早期発見に役立つ。

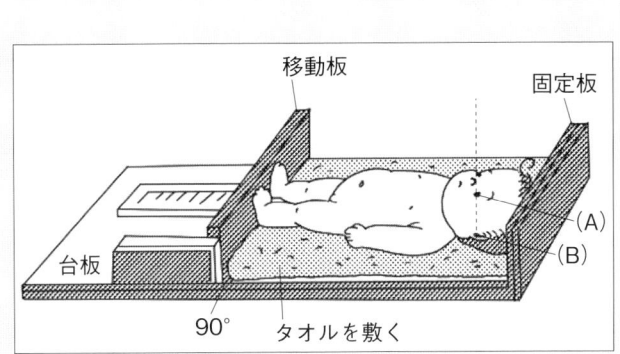

仰臥位：2歳未満
・眼窩点（A）と耳珠点（B）を結んだ直線
　が台板に垂直になるように頭を固定する。
・膝を軽く押さえて下肢を伸ばし，移動板を
　移動させ足の裏に押し当てて目盛りを読む。

立位：2歳以上で立位安定
・眼窩点（A）と耳珠点（B）を
　結んだ直線が移動板と平行に
　なるように頭を固定する。
・足先は30〜40°開く。

図5−3　身長の測り方

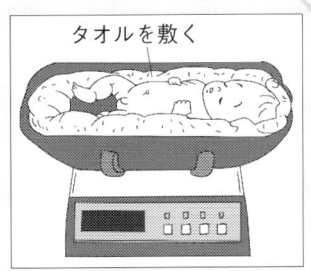

・目盛りを0とし（0設定），
　静かに乗せる。
・立位がとれるようになれば台秤
　を使い，真ん中に立たせる。

図5−4　乳児用秤での体重の測定

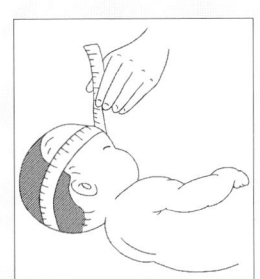
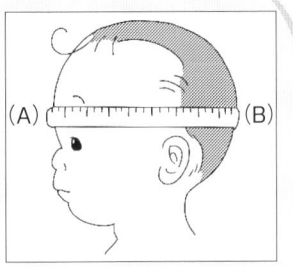

・眉間点（A，左右の眉の中
　間点），後頭結節（B，後頭
　部の最突出部）を通るよう
　に巻尺を回す。

図5−5　頭囲の測り方

哺乳後，沐浴後などは変動が大きいので避け，それ以外の同じ条件下で測定するようにする（図5-4）。

　③　**胸　囲**　　胸囲は胸郭内の肺，心臓などの臓器の発育を反映する。乳児では頭囲との割合を知ることにより，栄養状態と脳発育状態を知ることができる。また，胸郭の変形は，漏斗胸などの病気の発見に役立つので，計測時に観察を十分行う。

　仰向けに寝かせ，左右の肩甲骨の下端と乳首の上を通るように巻尺をまわして計測する。乳幼児が息を吸ったときと吐いたときの中間か，息を吐き出したときを見計らって目盛りを読む。

👀
頭囲
第4章
p.35, 36, 51
参照

　④　**頭　囲**　　頭囲は脳重量と一定の関係があり，頭蓋の形態異常や脳の奇形・病気などの発育異常を知る指標となるので，特に脳発育の著しい乳児期では大泉門の観察とともに頭囲の計測は欠かせない。頭囲計測により，脳の発達状態を推測することができるため，水頭症や小頭症などの発見にも役立つ（図5-5）。

👀
大泉門
第4章
p.48, 51
参照

　大泉門の観察は重要であり，閉鎖が早すぎるときは小頭症などが疑われ，遅すぎるときには水頭症・脳腫瘍などが疑われる。また，大泉門が膨隆する場合は，髄膜炎などの脳圧の上昇が，陥没する場合は脱水症が疑われる。

（2）運動能力の測定

　文部科学省は，「走る」「跳ぶ」「投げる」といった，子どもの基本的な運動能力の低下に対応するために2012（平成24）年に幼児期運動指針を策定し，4・5・6歳の幼児を対象とした，25m走・立ち幅跳び・ボール投げ・両足連続跳び越し・体支持持続時間・捕球の6つの項目で構成する運動能力テストを作成している。また，これに関連してさまざまな動きを取り入れた遊びの例も紹介し，普及を図っている。
（幼児期運動指針ガイドブック；文部科学省，
https：//www.mext.go.jp/a_menu/sports/undousisin/1319772.htm）

（3）健　康　診　断

　子どもの心身の状態に応じて保育をするためには，日々の健康観察に加えて，嘱託医・園医等により定期的な健康診断を実施して，子どもの健康状態や発育・発達状態を把握することが必要である。

表5-2　学校保健安全法施行規則（第6条）で規定された健康診断の検査項目

① 身長及び体重*	⑥ 耳鼻咽頭疾患及び皮膚疾患の有無
② 栄養状態	⑦ 歯及び口腔の疾病及び異常の有無
③ 脊柱及び胸郭の疾病及び異常の有無 　並びに四肢の状態	⑧ 結核の有無
	⑨ 心臓の疾病及び異常の有無
④ 視力及び聴力	⑩ 尿
⑤ 眼の疾病及び異常の有無	⑪ その他の疾病及び異常の有無

＊胸囲については，計測項目に加えることができると記載されている。

保育所は，児童福祉施設の設備及び運営に関する基準において，学校保健安全法に準じた健康診断の実施が１年に２回義務づけられている。また，感染症の園内での流行時などは臨時の健康診断を実施するように規定されている。

　一方，幼稚園は，学校保健安全法による１年に１回の健康診断の実施が義務づけられており，その時期については学校保健安全法施行規則において，毎年，６月30日までに実施するように規定されている。具体的な検査項目を表5-2に示す。

　認定こども園の健康診断については，認定こども園法第27条において学校保健安全法を準用するように規定されているので，実施回数については定期健康診断を毎年度２回行うことが望ましい。また，健康診断のうちの１回を６月30日までに実施する。

　保育所における健康診断時の身体計測項目については，胸囲のほか頭囲も測定している。また，栄養状態の評価については，計測項目の発育曲線や指数を用いた評価や，やせや肥満がある場合は肥満度を算出して，総合的に判断する。

評価
第４章
p.52, 53
参照

　内科健診においては，行政が行う乳幼児の健康診査の情報や予防接種歴の確認のために，母親の同意を得て母子健康手帳の情報を活用することができる。

3　保護者との情報共有

　保育所や幼稚園などでは，子どもの育ちに関する情報を，必要に応じて保護者と相互に適切に交換できるよう常に心がける必要がある。入園時には，入園前健康診断・健康調査票など，入園後は，連絡帳や健康診断連絡票など，また，感染症の流行時は啓発チラシなどを通じて，保護者との情報共有を図っていく。さらに，保育現場において配慮の必要な子どもや医療的ケアが必要な子どもについては，必要に応じて主治医からの情報提供を依頼することがある。

（1）入園前・入園時

　保育所や幼稚園などに入園前の家庭における生活実態や健康状態，既往症や予防接種歴，かかりつけ医や既往歴などの情報は，健康調査票で収集する。そして，入園時に収集した情報は，常に最新に保つようにする。また，熱が出たときなどの急病時の扱いや，災害の場合の子どもの引き渡しなど，保育所における子どもの健康と安全に関する基本的取り組み方針については，入園時の面談や重要事項説明書（入園のしおり）等を活用して保護者に説明する。

（2）状態の把握と日々の情報共有

　入園後の健康診断や身体計測については，その結果を家庭に連絡するとともに，家庭で医療機関に受診したときにはその内容も伝えてもらい健康状態の把握に努める。疾病・事故に関する情報，感染症の発生状況とその予防対策などについては，掲示物などにより保育所・幼稚園等から家庭へ情報提供を行う。けがや体調の変化など，通常と異なることがあったときには，連絡帳に記載するとともに直接伝えるようにする。

　乳児期には，睡眠や活動，食事といった生活リズムを24時間のサイクルで家庭と保育の場が連携して整えていくことが必要である。また，発達が著しい時期なので，保育の場での発達の様子や離乳食の様子，遊びの様子など子どもの育ちの姿とその意味を保護者にていねいに伝え，子どもの育ちを保護者とともに共有し，ともに喜び合うことを重視する。

　幼児期になり生活習慣の自立について家庭と連携し取り組むことも必要となってくる。家庭と連携し年齢に応じた取り組みを保護者と協力して家庭でも実践できるようにする。

（3）生活に配慮が必要な場合の保護者との情報共有

　保育所・幼稚園等には，アレルギーや慢性疾患，障害がある子どもが入園することも少なくない。アレルギーがある場合にはアレルギー疾患生活管理指導表を，個々の配慮が必要な場合にはかかりつけ医の診断書とともに必要に応じて看護職者や専門機関担当者をまじえて集団生活に必要な配慮に関して情報を共有する。

（4）個人情報保護規程と個人情報保護

　保護者と共有する情報の多くは個人情報に属するため，個人情報保護規程を定めて適切に取得・管理し，個人情報保護を遵守しなければならない。

●参考文献
　3節
・厚生労働省（2018）『保育所保育指針解説』

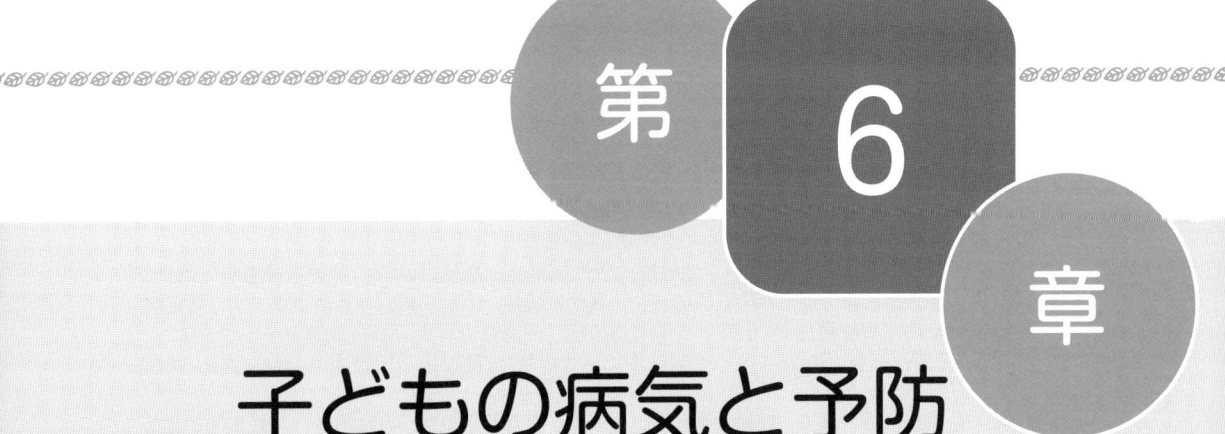

子どもの病気と予防

1 子どもの病気の考え方

　子どもには，発達段階のそれぞれの時期に特徴的な罹患しやすい病気がある（表6-1）。また，心身の機能が未熟であり，抵抗力や免疫力が弱いことから感染症などの急性疾患が多い。回復が早い一方，防御機能が未熟なため，感染症などが急速に増悪・進行することが多い。このようなおとなとは異なる特徴を理解し，養育者は，予防や早期発見につとめ，病気による苦痛や障害を最小限にすることが大切である。

　子どもの病気のおもなものを疾患群別に表6-2に示す。

　これらの病気の中でも頻度が高く，集団保育の場において注意が必要な感染症やアレルギー疾患などについては2節以降で解説する。

表6-1　おもな小児疾患の好発年齢

乳児期	前半	急性細気管支炎，細菌性髄膜炎，アトピー性皮膚炎，点頭てんかん（ウエスト症候群）
	後半	突発性発疹，ウイルス性胃腸炎，川崎病，熱性けいれん，腸重積
幼児期		手足口病，ヘルパンギーナ，気管支喘息，てんかん

表6-2　注意したい病気・事故

感染症

ウイルス性発疹症：麻疹（はしか），風疹，水痘（みずぼうそう）伝染性紅斑（りんご病），突発性発疹症

呼吸器：インフルエンザ，クループ症候群，急性扁桃炎，急性咽頭炎，急性喉頭蓋炎，急性気管支炎，喘息性気管支炎，急性細気管支炎，咽頭結膜熱，手足口病，ヘルパンギーナ，百日咳，溶連菌感染症（猩紅熱），マイコプラズマ感染症，細菌性中耳炎（肺炎球菌・インフルエンザ桿菌），細菌性肺炎（肺炎球菌・インフルエンザ桿菌），鵞口瘡（口腔内カンジダ症），結核，ジフテリア

消化器：ウイルス性胃腸炎，細菌性胃腸炎，虫垂炎，腸管寄生虫症，急性ヘルペス性歯肉口内炎

神　経：細菌性髄膜炎（肺炎球菌・インフルエンザ桿菌），ウイルス性髄膜炎（ムンプスウイルス・エンテロウイルス），脳炎（単純ヘルペスウイルス）

皮　膚：伝染性軟属腫（みずいぼ），伝染性膿痂疹（とびひ），乳児寄生菌性紅斑，アタマジラミ

循環器：細菌性心内膜炎，ウイルス性心外膜炎，ウイルス性心筋炎

腎泌尿器：急性腎盂腎炎，膀胱炎，尿道炎，亀頭包皮炎

その他：流行性耳下腺炎（おたふくかぜ），流行性角結膜炎，破傷風

胎内感染：先天性風疹症候群，先天梅毒

ウイルスキャリアからの感染：B型肝炎，C型肝炎，HIV/AIDS

免疫・アレルギー疾患

アレルギー疾患：気管支喘息，アトピー性皮膚炎，食物アレルギー，アレルギー性鼻炎，アレルギー性結膜炎

免疫疾患：川崎病，リウマチ熱，インフルエンザ脳症，ギラン・バレー症候群，アレルギー性紫斑病，急性糸球体腎炎，ネフローゼ症候群，若年性特発性関節炎，全身性エリテマトーデス

先天異常

奇　形：口唇口蓋裂，二分脊椎，停留睾丸，ソケイヘルニア

遺伝疾患：フェニルケトン尿症，ガラクトース血症，軟骨異栄養症，血友病，色盲

染色体異常症：ダウン症候群

消化器疾患

先天性：肥厚性幽門狭窄症，ヒルシュスプルング病（巨大結腸症），先天性胆道閉鎖症

後天性：腸重積

呼吸器疾患

事　故：気管支異物，窒息

その他：扁桃肥大，睡眠時無呼吸

循環器疾患

先天性：心房中隔欠損症，心室中隔欠損症，ファロー四徴症

後天性：川崎病後冠動脈瘤，不整脈，起立性調節障害

血液・腫瘍性疾患

良　性：特発性血小板減少性紫斑病

悪　性：急性リンパ芽球性白血病，悪性リンパ腫，神経芽腫，ウイルムス腫瘍，網膜芽細胞腫，脳腫瘍

腎・泌尿器疾患

無症候性血尿，膀胱尿管逆流，夜尿症

内分泌代謝疾患

代謝疾患：肥満，糖尿病，アセトン血性嘔吐症，ケトン性低血糖症，ライ症候群

内分泌疾患：甲状腺機能低下症，成長ホルモン分泌不全性低身長，副腎性器症候群，思春期早発症

表6-2　注意したい病気・事故（続き）

神経疾患
けいれん性疾患：熱性けいれん，てんかん 運動障害：脳性まひ 神経筋疾患：重症筋無力症，筋ジストロフィー

発達障害
発達障害：精神遅滞，自閉症スペクトラム障害，注意欠如/多動性障害，学習障害 行動異常：チック，夜驚症 その他：PTSD（外傷後ストレス障害）

事故等
事　故：溺水，やけど，窒息，転落，異物誤飲・誤嚥，交通事故 保育環境：熱中症，寒冷障害 その他：乳幼児突然死症候群（原因不明），被虐待児症候群

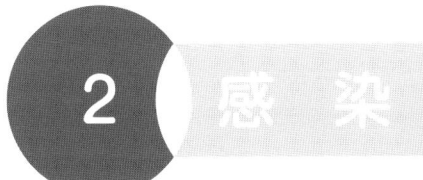

2　感　染　症

（1）おもな感染症

　子どもはウイルスや細菌に対する免疫をもっていないこと，保育者との接触が濃厚であること，清潔意識が低いため病原体との接触の機会が多いことなどから，感染症に罹患しやすい。感染症については，感染経路，潜伏期間，感染性のある期間，症状を理解しておくことが大切である。

●インフルエンザ
　病　原　体：インフルエンザウイルス（A型，B型，C型）
　潜伏期間：1〜4日　　感染経路：飛沫感染
　症　　　状：普通のかぜより症状が重い。寒気（悪寒），高熱，頭痛，関節痛，筋肉痛が突然現れ，続いて咳，鼻水などの症状が出る。
　予　　　防：インフルエンザワクチンの接種が症状軽減に有効であるとされている。
　治　　　療：抗インフルエンザ薬

●麻疹（はしか）
　病　原　体：麻疹ウイルス
　潜伏期間：10〜12日　　感染経路：空気感染，飛沫感染，接触感染
　症　　　状：3期に分かれ，発症2〜3日の前駆期（カタル期）には，熱，咳，鼻水，眼脂など，いわゆる粘膜症状が出る。口の中の頬粘膜にコプリック斑と呼ばれる粟粒大の白斑ができる。発疹期には，いったん熱が下がり，再び高熱が出ると同時に全身に発疹が現れる。回復期には，解熱とともに症状は軽くなるが，咳は解熱後も数日続く。発疹はバラ色から暗赤色，色素沈着を残した後消退する。
　予　　　防：麻疹風疹混合（MR）ワクチンを接種する。

●風疹（三日はしか）
　病　原　体：風疹ウイルス
　潜伏期間：14〜21日　　感染経路：飛沫感染
　症　　　状：赤くて小さな発疹が顔から出現し，体幹から四肢の順に拡大する。子どもでは熱
　　はあまり出ないことが多い。
　予　　　防：麻疹風疹混合（MR）ワクチンを接種する。

●流行性耳下腺炎（おたふくかぜ）
　病　原　体：ムンプスウイルス
　潜伏期間：14〜24日　　感染経路：飛沫感染
　症　　　状：耳の下（耳下腺）や顎の下（顎下腺）が腫れて痛みが出現する。腫れは1〜3日
　　でピークとなり，その後1週間ほど腫脹は持続する。熱は3〜4日続く。重篤な合併症と
　　して髄膜炎（3〜10%）があり，約1,000例に1例難聴を合併する。難聴は永続的な障害と
　　なる。
　予　　　防：おたふくかぜ生ワクチンがあ
　　るが任意接種である。

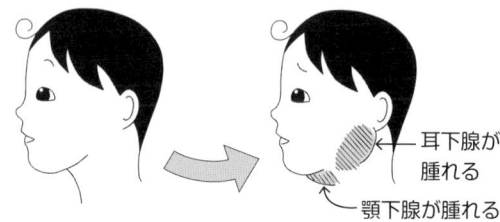

耳下腺が
腫れる

顎下腺が腫れる

●水痘（みずぼうそう）
　病　原　体：水痘帯状疱疹ウイルス
　潜伏期間：11〜20日（14日程度が多い）
　感染経路：空気感染，飛沫感染，接触感染
　症　　　状：発熱とともに赤い発疹（発赤）が現れ，その発疹が水疱，痂疲へと
　　変化する。口の中，陰部，頭の中まで全身に出現する。水疱の大きさは粟粒
　　大から小豆大であり，2〜3日で痂疲化する。
　治　　　療：発症早期（48時間以内）の抗ヘルペスウイルス剤が有効。
　予　　　防：2014年10月から予防接種法に基づく定期接種となった。

●咽頭結膜熱（プール熱）
　病　原　体：アデノウイルス3型など
　潜伏期間：5〜6日　　感染経路：飛沫感染，接触感染
　症　　　状：発熱，喉の痛み，結膜炎を起こす。
　予　　　防：手洗い，水泳前後のシャワーの励行，眼の洗浄などの予防方法を励行する。流行
　　時にはプールを一時的に閉鎖する必要がある。

●流行性角結膜炎
　病　原　体：主にアデノウイルス8型
　潜伏期間：7日以上　　感染経路：接触感染
　症　　　状：結膜炎を起こす。
　予　　　防：タオル等眼に触れるものを共用しないことが大切である。保育所，幼稚園等で患
　　者が発生した場合，ドアの取っ手等の消毒が必要である。流行時にはプールを一時的に閉
　　鎖する必要がある。

●手足口病
　病　原　体：コクサッキーウイルスA16型，エンテロウイルス71型
　潜伏期間：2〜7日　　感染経路：飛沫感染，経口感染
　症　　　状：半数くらいの子どもに微熱がみられる。発熱，口内痛や咽頭痛の後，水
　　疱が，手，足，膝，口腔粘膜にみられる。2〜4日で水疱は乾燥して飴色になり，
　　7〜10日で治癒する。
　予　　　防：手洗いなどの手指衛生を心がける。

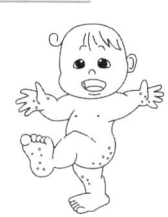

●ヘルパンギーナ
病 原 体：主としてコクサッキー A 群ウイルス。他のエンテロウイルスによっても起こる。
潜伏期間：2 ～ 7 日　　感染経路：飛沫感染，経口感染
症　　状：39℃以上の突然の発熱で発症する。発熱，口腔粘膜の水疱，咽頭痛とともに頭痛，腹痛，嘔吐がみられる。
予　　防：手洗いなどの手指衛生に心がける。
登園基準：回復後も糞便中に 2 ～ 4 週間にわたって，ウイルスが排出されるが，糞便だけにウイルスを排出している者の感染力は強くなく，全身状態が安定した者は登園可能である。

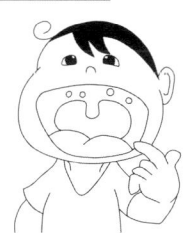

口腔粘膜の粘膜疹

●伝染性紅斑（りんご病）
病 原 体：ヒトパルボウイルスB19
潜伏期間：感染後17～18日で特有の発疹を認める　　感染経路：飛沫感染
症　　状：両頬の紅斑が特徴である。腕や大腿部の伸側に，両側対称的のレース状の紅斑が出現する。症状は軽く，多くは元気である。感染力は弱く，発疹期にはウイルスの排出はないので登園は許可される。
予　　防：特にない。

●流行性嘔吐下痢症
病 原 体：ロタウイルス，ノロウイルス，腸管アデノウイルス，サポウイルスなど
潜伏期間：1 ～ 3 日　　感染経路：経口感染
症　　状：嘔吐，下痢，腹痛が主な症状であり，発熱を伴うこともある。下痢と嘔吐がひどいと脱水症を引き起こす。
予　　防：経口感染予防として手洗いを励行する。2020年10月から経口ロタウイルスワクチンが定期予防接種として開始されている。
治　　療：脱水に対する経口補液，輸液

●伝染性軟属腫（みずいぼ）
病 原 体：伝染性軟属腫ウイルス
潜伏期間：2 ～ 7 週　　感染経路：接触感染
症　　状：手足，わき，胸などの幼児が身体をよくこする部位に多くできる。水疱（みずいぼ）は半球体でつやつやし，中心がへこんでいる。水疱自体のかゆみはないが，乾燥した皮膚にできやすいので，そのためにかゆがる場合がある。
予　　防：多数の水疱のある者は，プールでの浮き輪，タオル等の共用は避ける。水を介しての感染はない。

●突発性発疹
病 原 体：ヒトヘルペスウイルス（HHV）6 型，7 型
潜伏期間：HHV 6 型はおそらく 9 ～10日，HHV 7 型は不明　　感染経路：飛沫感染
症　　状：6 ～12か月の乳児が，突然発熱し，高熱が 3 日程度続いたあと，解熱とともに全身に発疹が出現する。かゆみはなく，2 ～ 3 日で多くは色素沈着を残さずに消退する。高熱の割に全身状態がよいことが多い。日本人では，2 歳までに半数が発症するが，残りの半数は不顕性感染により免疫を獲得する。近年発症年齢が高くなっている。
予　　防：特にない。
登園基準：熱が下がれば登園可能である。

●百日咳

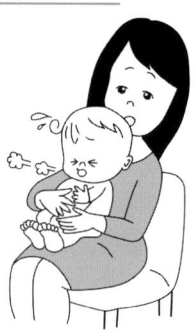

病 原 体：百日咳菌
潜伏期間：6〜15日　　**感染経路**：飛沫感染
症　　状：3期に分かれる。①カタル期：かぜと似た軽い咳から始まる。②痙咳期（発作期）：咳はひどくなり，激しい発作性の咳へと進行する。激しくせき込んだあとに，笛が鳴るような呼吸音（ウープ）が聞こえる。けいれん性の吸気は特徴的な症状である。③回復期：咳は数週間から数か月の経過で徐々に軽快する。6か月未満の乳児では無呼吸を起こすなど，典型的な症状を示さない場合があり，注意が必要である。母体からの移行免疫は期待できない。
予　　防：定期接種としてジフテリア・百日咳・破傷風・不活化ポリオ混合（DPT-IPV）ワクチンを接種する。DPTをしていても，学童・若年成人の発症があり，欧米に準じて年長児へのDPT接種を考える必要がある。
治　　療：抗生物質

●腸管出血性大腸菌感染症

病 原 体：腸管出血性大腸菌（ベロ毒素産生大腸菌）
潜伏期間：4〜8日　　**感染経路**：経口感染
症　　状：腹痛，嘔吐，下痢などの胃腸炎症状を示す。高頻度で血便をみる。顔色が悪く，重症感がある。発熱を伴わないことが多い。合併症として溶血性尿毒症症候群がある。
予　　防：手洗いの励行，消毒（汚染されたトイレの消毒など），食品の十分な加熱が大切である。
治　　療：安静，水分補給，（抗生物質）

●溶連菌感染症

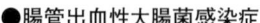

病 原 体：A群β溶血性レンサ球菌
潜伏期間：2〜4日　　**感染経路**：飛沫感染
症　　状：幼児期から学童期に多く発症する，咽頭炎，扁桃炎をきたす。発熱，咽頭痛，頭痛を訴える。イチゴ舌が早期に出現し，その後腹部から全身にかゆみを伴う鮮紅色の発疹が広がる。
予　　防：特に有効な方法はない。手洗いなどの一般的な予防方法を励行する。
登園基準：適切な抗菌剤が投与され，解熱すれば登園・登校は認められる。
治　　療：抗生物質

●マイコプラズマ感染症

病 原 体：マイコプラズマ科に属する細菌。マイコプラズマは細胞壁をもたない細菌である。
潜伏期間：14日〜21日　　**感染経路**：飛沫感染
症　　状：幼児から学童期，成人に多く，肺炎をきたす。突然の発熱で発症する。数日熱が続いた後，咳が出現する。鼻水はでない。頑固な咳が長期間続く。肺炎を合併しても自然治癒することがある。
予　　防：飛沫感染に対する予防方法を励行する。
治　　療：抗生物質耐性菌が増加している。

●伝染性膿痂疹（とびひ）

病 原 体：主として黄色ブドウ球菌ファージⅢ群コアグラーゼⅤ型と溶血性レンサ球菌
潜伏期間：2〜10日（感染菌量や傷の状況によって変わる）　　**感染経路**：接触感染
症　　状：すり傷や虫刺されをかいた後の，ひっかき傷に細菌が入り膿疱が出現する。この膿疱をかいてつぶし，その手で別のところをかくと，かいたところに病変が"とびひ"してしまうので，通称とびひと呼ばれている。
予　　防：皮膚の清潔を保つことが大切である。集団の場では病巣を有効な方法で覆う。プールや入浴を罹患者とともにしないなどの注意が必要である。
治　　療：抗生物質（内服・軟膏）

●アタマジラミ

病 原 体：アタマジラミ

潜伏期間：卵は10日で幼虫となり，幼虫は8〜10日で成虫となる

感染経路：接触感染

症　　状：幼成虫が少数の場合，ほとんど症状はないが，寄生しはじめてから
　　　　　3〜4週間頃に激しいかゆみが現れる。そのためにイライラしたりして激し
　　　　　くかくようになる。頭を洗うとき，子どもの手が届きにくい耳の周辺の髪に
　　　　　卵をみつけやすい。

予　　防：手洗いの励行，爪をこまめに切る。

治　　療：幼虫・成虫の駆除専用医薬品としてスミスリンパウダー，スミスリ
　　　　　ンLシャンプーがある。卵は10日でふ化するので3日に1度，3回〜4回繰
　　　　　り返すことが必要である。

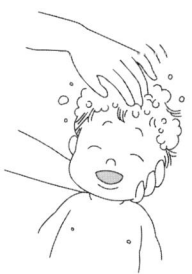

●結　核

病 原 体：結核菌

潜伏期間：感染者のすべてが発病するわけではなく，結核菌と免疫力との力関係により発病
　　　　　する。感染してから長期間（数年から数十年に及ぶ）潜んでいた結核菌が免疫力が衰えた
　　　　　ときに活性化して発病することもある。

感染経路：空気感染，飛沫感染

症　　状：慢性伝染病で，肺結核がよく知られている。肺外の病変では，髄膜炎やリンパ節
　　　　　炎などがある。日本では現在でも毎年1万人以上の結核患者が発生している。また，乳幼
　　　　　児が結核に感染すると，重症の粟粒結核や結核性髄膜炎などになることがあり，その場合
　　　　　は重い後遺症を残すことが多い。小児と思春期における結核感染は通常は無症候性である。
　　　　　初感染から1〜6か月後に始まる初期徴候は発熱，体重減少，咳，寝汗などである。

予　　防：BCGの項参照。活動性結核患者との接触歴，家族歴を詳細に把握しツベルクリン
　　　　　反応またはインターフェロンγ放出試験（Tスポット）により評価を行い，拡大防止を図る。

治　　療：抗結核剤

BCGワクチン
p.107, 108参
照

●インフルエンザ菌感染症

病 原 体：インフルエンザ桿菌

潜伏期間：明らかな潜伏期間はない。

感染経路：飛沫感染（上気道に常在。気道粘膜への細菌付着後，血管内へ進入することもあ
　　　　　るが，機序は不明）

症　　状：特に重要なものはb型（Hib）で，肺炎，中耳炎，髄膜炎，喉頭蓋炎の原因となる。
　　　　　Hibワクチン導入前では侵襲性感染症（敗血症や髄膜炎）の原因菌として頻度が高かったが，
　　　　　ワクチン導入後，侵襲性感染症は激減している。

予　　防：Hibワクチン。

治　　療：抗生物質

Hibワクチン
p.107参照

●肺炎球菌感染症

病 原 体：肺炎球菌

潜伏期間：感染の種類により異なるが，1〜3日と短期間である。　　感染経路：飛沫感染

症　　状：小児の細菌性急性中耳炎や侵襲的な細菌感染症の原因としてもっとも頻度が高
　　　　　かったが，肺炎球菌ワクチンが広く使用されてからは減っている。副鼻腔炎や市中肺炎，
　　　　　結膜炎の原因としての頻度も高い。

予　　防：肺炎球菌ワクチン。

治　　療：抗生物質

●B型肝炎

病 原 体：B型肝炎ウイルス（HBV）

潜伏期間：急性感染の潜伏期間は45～160日，平均90日である。

感染経路：血液や体液（精液，唾液）を介して感染する。感染した母親からの周産期の感染（母子垂直感染）がもっとも重要である。

症　　状：急性感染では，症状をきたす場合も無症状のこともある。症状をきたすかどうかは年齢に依存している。すなわち，1歳未満の乳児では1％未満，1～5歳で15％，5歳～年長では30～50％が症状を呈する。食欲不振，嘔気，全身倦怠感，黄疸などの症状を呈する。1985年から始まったHBV母子感染防止事業（HBVキャリアの母親から生まれた子どもにワクチンを接種する）によりHBVキャリア率が0.03％に減少した。

予　　防：2016年10月から，B型肝炎ウイルス（HBV）ワクチンが定期接種化され，全出生児を対象に，生後12か月までに3回接種することとなった。

治　　療：インターフェロン，抗ウイルス薬

●C型肝炎

病 原 体：C型肝炎ウイルス（HCV）

潜伏期間：2週間～6か月，平均6～7週間である。

感染経路：血液や体液を介して感染する。母子感染は5～6％あると考えられるが，母乳哺育による感染はないと考えられる。

症　　状：急性肝炎の症状は穏やかで，小児においてはほとんどが無症候性である。黄疸がみられるのは20％以下である。肝機能障害もB型に比べ顕著ではない。感染小児の50～60％が持続感染を起こす。

予　　防：ワクチンはない。HCV感染をもつ母親には，母乳哺育によるHCV感染の報告はないことをアドバイスする。ただし，乳首のひび割れや出血があるときは哺乳を控えることを考慮する。

治　　療：抗ウイルス薬。

●ヒト免疫不全ウイルス（HIV）感染症

病 原 体：ヒト免疫不全ウイルス

潜伏期間：母子感染の場合，未治療だと発症までの期間は12～18か月。生後2～3か月で症状が悪くなる場合や，5年以上無症状の場合もある。

感染経路：HIV感染妊婦より生まれた新生児のHIV感染率は，感染予防が実施されなかった場合12～40％と考えられる。全感染例のうち半数は子宮内で母体から胎児へ感染したと考えられる。感染の大部分は分娩時に起こる。出生後母乳を介して起こる例もある。

症　　状：初期症状は，不明熱，全身リンパ節腫脹，肝脾腫，反復性の口腔内カンジダ症，反復性下痢，日和見感染症（ウイルス性，真菌性）など多彩である。

予　　防：ワクチンはない。母子感染を予防するために，抗ウイルス剤の予防内服，陣痛発来前に破水のない状態での帝王切開，母乳の完全禁止が考慮される。

治　　療：抗ウイルス薬

●成人T細胞白血病ウイルス（HTLV）感染症

病 原 体：ヒトT細胞白血病ウイルス（HTLV-1）

潜伏期間：このウイルスによる白血病発病の年齢分布は50歳頃がピークで，このことより潜伏期間が長いと考えられる。

感染経路：感染した母親から生まれた乳児の25％が感染する。おもに母乳を介して感染するが，子宮内感染と分娩時感染も少数ではあるが存在する。

症　　状：小児での白血病の報告は少なく，一般に成人期に白血病を発症する。

予　　防：母子感染はおもに母乳の長期直接授乳で起こる。予防のため，①完全人工栄養にする，②短期母乳栄養（満3か月まで）にする，③凍結母乳栄養（母乳を搾乳し凍結解凍してから飲ませる方法）のいずれかが選択される。

●新型コロナウイルス感染症

病 原 体：新型コロナウイルス（COVID-19）

潜伏期間：1～14日（中央値3日）

感染経路：エアロゾル感染，飛沫感染，接触感染

症　　状：発熱・せき・頭痛，味覚・嗅覚障害が特徴的である。

予　　防：新型コロナウイルスワクチン

治　　療：抗ウイルス薬，中和抗体薬など

表6-3　学校において予防すべき感染症の種類と出席停止期間の基準
（学校保健安全法施行規則第18条）

第一種	エボラ出血熱，クリミア・コンゴ出血熱，痘そう，南米出血熱，ペスト，マールブルグ病，ラッサ熱，急性灰白髄炎，ジフテリア，重症急性呼吸器症候群（病原体がベータコロナウイルス属SARSコロナウイルスであるものに限る），中東呼吸器症候群（病原体がベータコロナウイルス属MERSコロナウイルスであるものに限る），特定鳥インフルエンザ（病原体がインフルエンザウイルスA属インフルエンザAウイルスであってその血清亜型が新型インフルエンザ等感染症の病原体に変異するおそれが高いものの血清亜型として政令で定めるものに限る）	治癒するまで
第二種	インフルエンザ（鳥インフルエンザ（H5N1，H7N9）及び新型インフルエンザ等感染症を除く）	発症した後5日を経過し，かつ，解熱した後2日（幼児にあっては3日）を経過するまで
	新型コロナウイルス感染症	発症した後5日を経過し，かつ，症状が軽快した後一日を経過するまで
	百日咳	特有の咳が消失するまで又は5日間の適正な抗菌性物質製剤による治療が終了するまで
	麻しん	解熱した後3日を経過するまで
	流行性耳下腺炎	耳下腺，顎下腺又は舌下腺の腫脹が発現した後5日を経過し，かつ，全身状態が良好になるまで
	風しん	発しんが消失するまで
	水痘	すべての発しんが痂皮化するまで
	咽頭結膜熱	主要症状が消退した後2日を経過するまで
	結核	病状により学校医その他の医師において感染のおそれがないと認めるまで
	侵襲性髄膜炎菌感染症（髄膜炎菌性髄膜炎）	病状により学校医その他の医師において感染のおそれがないと認めるまで
第三種	コレラ，細菌性赤痢，腸管出血性大腸菌感染症，腸チフス，パラチフス，流行性角結膜炎，急性出血性結膜炎，その他の感染症	病状により学校医その他の医師において感染のおそれがないと認めるまで

（2023年5月現在）

（2）園における対応

1）感染徴候が現れた場合

　子どもの病気の早期発見と迅速な対応は，周囲への感染拡大を防ぐという意味でも重要である。保育の場においては「一人ひとりの子ども」という視点と「集団生活の場」としての視点をもち，きめ細やかに対応する必要がある。

　発熱や発疹など感染症の徴候に気がついたときは，他の子どもと隔離するため医務室などに移動させることが感染予防の観点からは重要となる。そのうえで，体温，発疹や，咳，下痢，嘔吐の様子など全身状態を観察することが必要である（図5-1参照）。

　また保護者に連絡して，症状や経過を正確に伝えるとともに，看護師がいる場合は指示を得て対応する。保護者が迎えに来るまでは定期的に観察を行い，経過を記録に残し，子どもの苦痛を軽減できるよう対応する。

保護者からは医療機関での受診結果を速やかに園に伝えてもらうようにする。

　他の保護者に対しては掲示板や連絡帳などで感染症の発症を周知し，保護者による異状の早期発見を促し，感染予防に努めることが重要である。

　保育の場においては他の子どもへの感染拡大を防止するためにも，登園時の子どもの体調や家庭での様子を把握するとともに，保育中の子どもの様子等について注意深く観察を行い，いつもと違う症状がある場合は速やかに対応する。また手洗い，消毒，換気など，感染予防対策をしっかりと行う。特に予防接種を受けていなかったり，罹患歴がないなどの感受性が高いと予想される子どもについては注意が必要である。

2）症状が回復したあとの便の取り扱い

　症状が回復すると子どもは登園を再開するが，症状が消失したあとも便の中にウイルスが排泄され続ける疾患があるため，排便後の手洗いやおむつの取り扱いには十分に注意が必要である。

　ノロウイルス感染症やロタウイルス感染症は，症状の回復後も数週間は便の中にウイルスが排泄され続ける。また咽頭結膜熱や手足口病，ヘルパンギーナなどの消化器以外の疾患においても，数週間から数か月間はウイルスが便の中に排泄されることがある。下痢・嘔吐等の明らかな症状がない場合であっても，排便後やおむつ交換後の手洗いは石けんを用いて流水でていねいに行う。

3）体液に対する注意

　血液には病原体が潜んでいる可能性があることは，一般にはあまり知られていないため，おむつ交換時には手袋を装着しても，血液を素手で扱うという対応もみられる。しかしながらB型肝炎をはじめいくつかの感染症は，ウイルスが血液中に存在し，また唾液，涙，汗，尿など人の体液の中にも含まれていることを認識しなければならない。血液や鼻水などを素手で触れることがないように，使い捨て手袋やビニール袋を着用し処理をする。また，健康な皮膚は病原体の進入を予防するためのバリアの役目を果たすが，さまざまな種類の皮膚炎や外傷などで皮膚に傷がある場合は，病原体の進入経路になりえることを理解し，常に皮膚の保護を意識する必要がある。

4）妊娠中の感染への注意

　風疹は妊娠初期の女性がかかると胎内感染を起こし，胎児に心疾患，難聴，白内障などの重篤な症状が現れる先天性風疹症候群を発症することがある。

　また伝染性紅斑も，妊娠の初期では流産，後期では胎児水腫などを起こすことがある。

　保育の場で風疹や伝染性紅斑が発生した際には，速やかに保護者に知らせ，妊娠中の保護者がワクチン未接種または未罹患の場合，子どもの送迎時における感染防止に努める。また，妊娠初期の保護者がいたら，子どものお迎えの場所を調整することも感染防止対策のひとつである。感染症流行時には，学校等欠席者・感染症情報システムを参考にする。

学校等欠席者・感染症情報システム第 5 章p.80コラム参照

5）タオル等の共有への注意

　感染症予防において手拭，タオル，食器，寝具などの共有は避けることが望ましい。接触感染の予防には個人持参のタオルかペーパータオルを用いる。またタオルかけに個人持参のものをかける際には，タオル同士が密着しないよう間隔を空けるようにする。寝具に

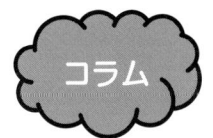

ワクチン接種の大切さ

麻疹や水痘において，未罹患の園児が感染症に罹患した園児と接触した場合は，72時間以内にワクチン接種をすれば発症を予防できる可能性があり，また発症しても軽くすむことが期待できる。そのためにもワクチンの接種歴や罹患歴を確認しておくことが必要である。

おいても個別の寝具に布団カバーをかけて使用する。アタマジラミが発生した場合などは寝具同士を離して使用し，感染の拡大を防ぐために，別の場所に収納することも必要である。

　園では集団での午睡や食事，遊びなど子ども同士が濃厚に接触することが多いため，飛沫感染や接触感染が生じやすいということに留意が必要である。また乳児は床をはい，手に触れるものを何でもなめるなどの行動上の特徴があることから，接触感染には十分に注意が必要となる。そのため手洗いの励行，玩具やドアノブ・蛇口など多くの人が触れる場所，汚染される可能性の高いところの定期的な消毒などが必要である。飛沫感染対策としては，流行期間中に咳やくしゃみ等の症状がある場合，マスク着用が可能な年齢の子どもにはマスク着用を促すなど，保育者の働きかけを行う。

　保育の現場において感染症の拡大を防ぐためには，さまざまな感染症について地域の流行状況を常に把握し，流行の兆候がみられたら，一人ひとりの体調の変化に十分注意し，異常の早期発見に努め，感染経路を十分に理解したうえで感染予防対策を行っていくことが重要である。

3 アレルギー疾患

アレルギー
疾患
第3章
p.18〜参照

（1）おもなアレルギー疾患

　食物，花粉等，病原体ではない物質に対して，免疫が過剰反応を起こしている状態をいう。アレルギーの原因となる物質をアレルゲンという。子どもに多く発症するものがあるので，理解を深めておきたい。

アレルギー
症状への対
応の手順
参考資料6
p.126参照

1）気管支喘息

　小児気管支喘息（以下，小児喘息）は，発作性に笛声喘鳴（てきせいぜんめい）（ヒューヒュー，ゼーゼーといった呼吸の際に起こる雑音）を伴う呼吸困難を繰り返す疾患であり，呼吸困難は，通常は自然ないし治療により軽快，治癒するが，ごくまれに死亡することがある。小児喘息の

3　アレルギー疾患　**95**

多くは，室内のダニ（ハウスダスト成分）やそれ以外のアレルゲン，刺激物質によって悪化することがあるため，適切な環境整備が必要となる。

喘息発作時には，呼吸困難を自覚し，努力呼吸（陥没呼吸，鼻翼呼吸，肩呼吸，シーソー呼吸，起坐呼吸），喘鳴，咳嗽などの症状が出現する。喘息発作を起こすと，呼吸するときに肩で息をしたり（肩呼吸），胸部のやわらかい部分がぺこぺことへこんだり（陥没呼吸），呼吸が速くなったり，ヒューヒュー，ゼーゼーなどいつもと違う呼吸になる。なお，2歳未満児では喘息以外にもウイルス感染で喘鳴をきたすことがある。

2）アトピー性皮膚炎

日本皮膚科学会による定義は「アトピー性皮膚炎は，増悪と寛解を繰り返す，掻痒のある湿疹を主病変とする疾患であり，患者の多くはアトピー素因を持つ」とある。ポイントは，① 慢性に経過すること，② かゆみが強い湿疹であること，③ 血液検査では，IgE高値で，その他のアレルギー疾患の合併や家族歴などのアトピー素因があることである。年齢によって変化するが，乳児では顔面や体幹，年長児では四肢の屈曲部などにある湿疹で，かゆみが強い。日本の小児の有病率は，乳児で6〜32％，幼児で5〜27％，学童で5〜15％と頻度は高い。保育所では，軽症も含めると4人に1人はアトピー性皮膚炎をもっていることになる。保育施設では正しいスキンケアを行うことが望まれている。

治療の基本は，① 原因・悪化要因の検索と対策，② スキンケア（異常な皮膚機能の補正），③ 薬物療法（ステロイド外用剤を中心とする皮膚の炎症のコントロール，かゆみに対する抗ヒスタミン薬など）である。原因・悪化要因としては，食物，発汗，物理的刺激，環境因子（ダニなどのアレルゲン），細菌・真菌，乾燥，ストレス，接触抗原などがある。

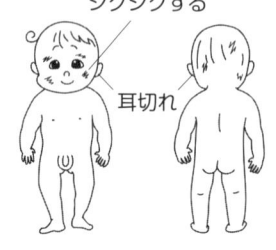

乳児　こすってしまいジクジクする

耳切れ

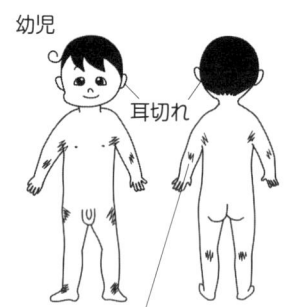

幼児

耳切れ

強くかくことでかたくなる

表6−4　食物アレルギーの臨床型分類

新生児消化器症状	おもに牛乳の成分を含む育児用粉乳により起こる反応で，症状は慢性下痢，体重増加不良，血便，たんぱく漏出性胃腸症などである。カゼイン，ラクトグロブリンなどの牛乳由来たんぱくの除去により，乳児期後半には耐性を獲得する。
食物アレルギーの関与する乳児アトピー性皮膚炎	卵，牛乳，小麦などが原因となり，アトピー性皮膚炎が悪化する。
即時型症状	原因食物摂取後1〜2時間で発疹・じんましんが出る。まれに，喘鳴，咳，腹痛，嘔吐，血圧低下，意識減弱などのアナフィラキシーを起こす。
特殊型症状	食物依存性運動誘発アナフィラキシー：特定の食品摂取後に強い運動を行った後にアナフィラキシーを起こす。 口腔アレルギー症候群：食物による口腔粘膜の接触性じんましん（むずむず，のどがかゆいなど口腔違和感を起こす）。野菜や果物がアレルゲンとなることが多く，花粉症やラテックスアレルギーとの関連がある。

3）食物アレルギー

食物アレルギーとは，原因となる食物を摂取した後に「免疫学的反応」によって，いろいろな不快な症状（皮膚，粘膜，消化器，呼吸器，および全身に及ぶアナフィラキシー）が引き起こされる状態をいう。

　①　分　類　　食物アレルギーには，表6-4のような臨床型分類がある。

　②　症　状　　即時型食物アレルギーの症状は全身に起こる。頻度の多い順に以下に示す。

① 皮膚症状：じんましん，皮膚の発赤（紅斑），掻痒，発疹，湿疹

② 呼吸器症状：くしゃみ，鼻水，鼻づまり，咳，喘鳴，呼吸困難

③ 粘膜症状：口腔・口唇・舌の違和感，のどのかゆみ・いがいが感，かすれ声，結膜充血，流涙，眼瞼浮腫

④ 消化器症状：腹痛，悪心，嘔吐，下痢，血便

⑤ 全身症状

・アナフィラキシー：複数の臓器に及ぶ症状

・アナフィラキシーショック：血圧低下によるショック症状（頻脈，虚脱，意識障害）

アドレナリン自己注射薬（エピペン®）

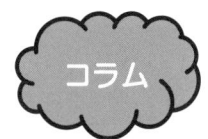

コラム

　エピペン®は，アナフィラキシーを起こす危険が高い子どもにおいて，直ちに医療機関での治療が受けられない状況下での対応に対し，事前に医師が処方する自己注射薬である。医療機関でアナフィラキシーショックの治療や救急蘇生に用いられるアドレナリンが充填されており，患者自らまたは保護者等が注射できるようにつくられている。

　自己注射の方法や投与のタイミングは医師から処方される際に指導を受ける。保育所においてはアナフィラキシー等の重篤な反応が起きた場合に速やかに医療機関に救急搬送することが基本である。しかし，食物による重篤なアナフィラキシーショック症状に対して30分以内にアドレナリンを投与することが患者の生死を分けるといわれており，救急搬送時間を考慮すると保育所で投与が必要となる場合もある。

　投与のタイミングは，ショック症状に陥ってからではなく，その前段階（プレショック症状）で投与したほうが効果的である。具体的には，じんましんなどの皮膚症状，咳，喘鳴（ゼーゼー）や呼吸困難（呼吸がしにくいような状態）などの呼吸器症状が出現する時期である。

　エピペン®は登録医によって処方が可能で，2011（平成23）年9月から保険診療の対象になったため，重症食物アレルギーのある子どもが保育所に携行することもある。保育所および学校において緊急の場に居合わせた関係者が注射することへの見解としては，「エピペン®を使用できない状況にある本人のかわりに注射することは人道上許される」となっている。また，2009（平成21）年3月より，アナフィラキシーショックで生命が危険な状態にある傷病者が，あらかじめエピペン®を処方されている場合，救命救急士はエピペン®を業務として使用することができるようになっている。

③ **即時型アレルギーの原因食物**　原因食物の頻度は年齢によって異なるが，乳幼児期は鶏卵，牛乳，小麦の順に多いが，幼児では木の実類の頻度が急増している。学童期以降では，甲殻類，そば，魚介類が多くなる。

④ **診　断**　問診がもっとも重要である。疑われる食物を摂取してからの症状，乳児期の栄養方法，食事の嗜好，アレルギー疾患の家族歴，既往歴などをよく聴取し，必要により食べたものと症状を毎日記録する。血液検査や皮膚テストなども参考になるが，確定診断に用いることはできない。確定診断は除去・負荷試験による。負荷試験では，負荷により重篤な反応が引き起こされる可能性があるので，専門施設で入院によって行う。

⑤ **管　理**　原因食物を確定した後原因食物の除去を行い，耐性獲得を待つのが基本的な治療方針となる。除去食療法は，患児や家族にとって負担が大きく，ときに栄養不足による成長障害につながる可能性があるので，必要最小限にするよう注意する。完全除去（微量に含まれる食品も避ける）から開始するが，成長とともに耐性が獲得されていくので，少しずつ除去の程度をゆるめていくことができる。例えば，鶏卵の場合，加熱により抗原性が低下するので，加熱卵を微量から増量していくことができる。アナフィラキシーなどの病歴をもつ子どもでは微量を試すことにより重篤な症状を再び起こす可能性が否定できないので，入院による負荷試験で確認することが望ましい。

（2）園における対応

1）生活管理指導表

　生活管理指導表はアレルギー疾患と判断された園児が園での生活において特別な配慮や管理が必要となった場合につくられ，園，保護者，医師が共通理解の下に一人ひとりの症状等を正しく把握するために活用される。

　生活管理指導表の「緊急連絡先」欄の連絡医療機関には，発作が発生した場合等の緊急

アレルギー疾患を有する子どもの把握（保護者からの申請により，子どもの状況を把握）

↓

保護者へ「生活管理指導表」の配付

↓

医師による「生活管理指導表」の記入（かかりつけ医・アレルギー専門医に記載してもらう）

↓

保護者との面談
（「生活管理指導表」を基に関係職員と保護者が協議，情報共有の同意を確認する）

↓

園内職員による共通理解
（実施計画書等を作成し，園での対応について職員が共通理解をもつ）

↓

対応の見直し（1年に1回見直しをする）

図6－1　生活管理指導表の流れ

（参考様式）※「保育所におけるアレルギー対応ガイドライン」(2019年改訂版)

保育所におけるアレルギー疾患生活管理指導表 （食物アレルギー・アナフィラキシー・気管支ぜん息）

提出日　　　年　月　日

★保護者
電話：
★連絡医療機関
医療機関名：
電話：

名前＿＿＿＿＿＿　男・女　＿＿＿年＿＿月＿＿日生（＿歳＿＿ヶ月）＿＿＿＿＿＿組

※この生活管理指導表は、保育所の生活において特別な配慮や管理が必要となった子どもに限って、医師が作成するものです。

	病型・治療	保育所での生活上の留意点	記載日
食物アレルギー（あり・なし）アナフィラキシー（あり・なし）	A. 食物アレルギー病型 1. 食物アレルギーの関与する乳児アトピー性皮膚炎 2. 即時型 3. その他（新生児・乳児消化管アレルギー・口腔アレルギー症候群・食物依存性運動誘発アナフィラキシー・その他） B. アナフィラキシー病型 1. 食物（原因　　　　） 2. その他（医薬品・食物依存性運動誘発アナフィラキシー・ラテックスアレルギー・昆虫・動物のフケや毛） C. 原因食品・除去根拠 該当する食品の番号に〇をし、かつ（　）内に除去根拠を記載 1. 鶏卵　（　） 2. 牛乳・乳製品（　） 3. 小麦　（　） 4. ソバ　（　） 5. ピーナッツ（　） 6. 大豆　（　） 7. ゴマ　（　） 8. ナッツ類＊（　）（すべて・クルミ・カシューナッツ・アーモンド・　） 9. 甲殻類＊（　）（すべて・エビ・カニ・　） 10. 軟体類・貝類＊（　）（すべて・イカ・タコ・ホタテ・アサリ・　） 11. 魚卵＊（　）（すべて・イクラ・タラコ・　） 12. 魚類＊（　）（すべて・サバ・サケ・　） 13. 肉類＊（　）（鶏肉・牛肉・豚肉・　） 14. 果物類＊（　）（キウイ・バナナ・　） 15. その他（　） 「＊（　）の中の該当する項目に〇をするか具体的に記載すること」 ［除去根拠］ 該当するもの全てを（　）内に番号を記載 ①明らかな症状の既往 ②食物負荷試験陽性 ③IgE抗体等検査結果陽性 ④未摂取 D. 緊急時に備えた処方薬 1. 内服薬（抗ヒスタミン薬、ステロイド薬） 2. アドレナリン自己注射薬「エピペン®」 3. その他（　）	A. 給食・離乳食 1. 管理不要 2. 管理必要（管理内容については、病型・治療のC.欄及び下記C.E欄を参照） B. アレルギー用調整粉乳 1. 不要 2. 必要　下記該当ミルクに〇、又は（　）内に記入 ミルフィーHP・ニューMA-1・MA-mi・ペプディエット・エレメンタルフォーミュラ その他（　） C. 除去食品においてより厳しい除去が必要なもの 病型・治療のC.欄で除去の際に、より厳しい除去が必要となるものにのみ〇をつける ※本欄に〇がついた場合、該当する食品を使用した料理については、給食対応が困難となる場合があります。 1. 鶏卵：　卵殻カルシウム 2. 牛乳・乳製品：　乳糖 3. 小麦：　醤油・酢・麦茶 6. 大豆：　大豆油・醤油・味噌 7. ゴマ：　ゴマ油 12. 魚類：　かつおだし・いりこだし 13. 肉類：　エキス D. 食物・食材を扱う活動 1. 管理不要 2. 原因食材を教材とする活動の制限（　） 3. 調理活動時の制限（　） 4. その他（　）	年　月　日 医師名 医療機関名 電話
		E. 特記事項 （その他に特別な配慮や管理が必要な事項がある場合には、医師が保護者と相談のうえ記載。対応内容は保育所が保護者と相談のうえ決定）	
気管支ぜん息（あり・なし）	**病型・治療** A. 症状のコントロール状態 1. 良好 2. 比較的良好 3. 不良 B. 長期管理薬（短期追加治療薬を含む） 1. ステロイド吸入薬 剤形： 投与量（日）： 2. ロイコトリエン受容体拮抗薬 3. DSCG吸入薬 4. ベータ刺激薬（内服・貼付薬） 5. その他（　） C. 急性増悪（発作）治療薬 1. ベータ刺激薬吸入 2. ベータ刺激薬内服 3. その他（　） D. 急性増悪（発作）時の対応 （自由記載）	**保育所での生活上の留意点** A. 寝具に関して 1. 管理不要 2. 防ダニシーツ等の使用 3. その他の管理が必要（　） B. 動物との接触 1. 管理不要 2. 動物への反応が強いため不可　動物名（　） 3. 飼育活動等の制限（　） C. 外遊び、運動に対する配慮 1. 管理不要 2. 管理必要（管理内容　） D. 特記事項 （その他に特別な配慮や管理が必要な事項がある場合には、医師が保護者と相談のうえ記載。対応内容は保育所が保護者と相談のうえ決定）	記載日 年　月　日 医師名 医療機関名 電話

●保育所における日常の取り組み及び緊急時の対応に活用するため、本表に記載された内容を保育所の職員や消防機関・医療機関等と共有することに同意しますか。
・同意する
・同意しない　　　　　　保護者氏名＿＿＿＿＿＿＿

表面（食物アレルギー・アナフィラキシー・気管支喘息）

（参考様式）※「保育所におけるアレルギー対応ガイドライン」(2019年改訂版)

保育所におけるアレルギー疾患生活管理指導表 （アトピー性皮膚炎・アレルギー性結膜炎・アレルギー性鼻炎）

提出日　　　年　月　日

名前＿＿＿＿＿＿　男・女　＿＿＿年＿＿月＿＿日生（＿歳＿＿ヶ月）＿＿＿＿＿＿組

※この生活管理指導表は、保育所の生活において特別な配慮や管理が必要となった子どもに限って、医師が作成するものです。

	病型・治療	保育所での生活上の留意点	記載日
アトピー性皮膚炎（あり・なし）	A. 重症度のめやす（厚生労働科学研究班） 1. 軽症：面積に関わらず、軽度の皮疹のみみられる。 2. 中等症：強い炎症を伴う皮疹が体表面積の10%未満にみられる。 3. 重症：強い炎症を伴う皮疹が体表面積の10%以上、30%未満にみられる。 4. 最重症：強い炎症を伴う皮疹が体表面積の30%以上にみられる。 ※軽度の皮疹：軽度の紅斑、乾燥、落屑主体の病変 ※強い炎症を伴う皮疹：紅斑、丘疹、びらん、浸潤、苔癬化などを伴う病変 B-1. 常用する外用薬 1. ステロイド軟膏 2. タクロリムス軟膏（「プロトピック®」） 3. 保湿剤 4. その他（　） B-2. 常用する内服薬 1. 抗ヒスタミン薬 2. その他（　） C. 食物アレルギーの合併 1. あり 2. なし	A. プール・水遊び及び長時間の紫外線下での活動 1. 管理不要 2. 管理必要（　） B. 動物との接触 1. 管理不要 2. 動物への反応が強いため不可　動物名（　） 3. 飼育活動等の制限（　） 4. その他（　） C. 発汗後 1. 管理不要 2. 管理必要（管理内容　） 3. 夏季シャワー浴（施設で可能な場合） D. 特記事項 （その他に特別な配慮や管理が必要な事項がある場合には、医師が保護者と相談のうえ記載。対応内容は保育所が保護者と相談のうえ決定）	年　月　日 医師名 医療機関名 電話
アレルギー性結膜炎（あり・なし）	A. 病型 1. 通年性アレルギー性結膜炎 2. 季節性アレルギー性結膜炎（花粉症） 3. 春季カタル 4. アトピー性角結膜炎 5. その他（　） B. 治療 1. 抗アレルギー点眼薬 2. ステロイド点眼薬 3. 免疫抑制点眼薬 4. その他（　）	A. プール指導 1. 管理不要 2. 管理必要（管理内容　） 3. プールへの入水不可 B. 屋外活動 1. 管理不要 2. 管理必要（管理内容　） C. 特記事項 （その他に特別な配慮や管理が必要な事項がある場合には、医師が保護者と相談のうえ記載。対応内容は保育所が保護者と相談のうえ決定）	記載日 年　月　日 医師名 医療機関名 電話
アレルギー性鼻炎（あり・なし）	A. 病型 1. 通年性アレルギー性鼻炎 2. 季節性アレルギー性鼻炎（花粉症）　主な症状の時期　春　夏　秋　冬 B. 治療 1. 抗ヒスタミン薬・抗アレルギー薬（内服） 2. 鼻噴霧用ステロイド薬 3. 舌下免疫療法 4. その他（　）	A. 屋外活動 1. 管理不要 2. 管理必要（管理内容　） B. 特記事項 （その他に特別な配慮や管理が必要な事項がある場合には、医師が保護者と相談のうえ記載。対応内容は保育所が保護者と相談のうえ決定）	記載日 年　月　日 医師名 医療機関名 電話

●保育所における日常の取り組み及び緊急時の対応に活用するため、本表に記載された内容を保育所の職員や消防機関・医療機関等と共有することに同意しますか。
・同意する
・同意しない　　　　　　保護者氏名＿＿＿＿＿＿＿

裏面（アトピー性皮膚炎・アレルギー性結膜炎・アレルギー性鼻炎）

図6-2　生活管理指導表

出典）厚生労働省：保育所におけるアレルギー対応ガイドライン（2019年改訂版）

時の連絡先として，園の最寄りの救急医療機関等を記入することが考えられる。

　また，生活管理指導表（特に食物アレルギー欄）に医師が記載した内容については，園から保護者に対して，関連する検査結果（医師の判断で行った血液検査等を含む）を求める必要はない。

2）アトピー性皮膚炎の悪化予防

　アトピー性皮膚炎の子どもの皮膚は乾燥しやすく，外の刺激から皮膚を守るバリア機能が弱く，さまざまな刺激に敏感であり，また，アレルギーを生じやすい等の特徴がある。環境条件としては，ダニやほこり，食物，動物の毛，汗，シャンプーや洗剤，プールの塩素，生活リズムの乱れや風邪などの感染症など，さまざまな悪化因子がある。そのためプール・水遊びおよび長時間の紫外線下での活動ついては，衣服・帽子・日焼け止めクリームなどで直射日光が当たる量を少なくし，テントや室内でこまめに休憩をとらせるなど生活管理指導表に沿って配慮をする。また運動によって身体が温まり，かゆみが増すことがある。そのような場合は濡れたタオルで優しく身体をふき，保冷剤等で冷やす，エアコンの効いた涼しい部屋で休ませる等の対応が必要となる。可能であればシャワーにより汗やほこりを洗い流し，その後保湿剤を塗ることで悪化の予防につながる。

3）食物アレルギーの予防　保育の場で「初めて食べる」を避ける

　保育の場において「初めて食べる」ことを避けることが大切である。離乳食や給食など，家庭において2回もしくはそれ以上食べても何も症状が出ないことを確認した後に給食で食べることが食物アレルギーを防ぐためには望ましい。

4）アナフィラキシーとその対応

　アナフィラキシーとはアレルゲンに接触したり，体内に摂取した後，数分から数十分以内の短い時間に全身に現れる激しい急性のアレルギー反応のことをいう。

　食物によるアナフィラキシー発現から心停止までの時間はわずか30分と報告されている。繰り返し吐き続ける，持続する（がまんできない）おなかの痛み，のどや胸が締め付けられる，声がかすれる，犬が吠えるような咳，持続する強い咳込み，ゼーゼーする呼吸，息がしにくい，唇や爪が青白い，脈を触れにくい・不規則，便や尿を漏らす，意識がもうろうとしている，ぐったりしているなどの症状がひとつでも現れたら，迷わずアドレナリン自己注射薬「エピペン®」（商品名）の使用や，119番通報による救急車の要請など，速やかに対応することが求められる。

　保育の現場でアナフィラキシーが起こったときに担当以外の保育者でも的確に対応できるように，日頃からエピペン®の保管場所，使用方法等を全職員が共有し，繰り返し講習会等を受け，万が一の場合に対応できるようにトレーニングしておくことが大切である。

4 子どもに多いその他の病気

【免疫・アレルギー疾患】
●川崎病（小児急性熱性皮膚粘膜リンパ節症候群，MCLS）

原因は未だ明らかではない熱性疾患で，4歳以下，特に1歳前後に多い。5日以上高熱が続き，眼球の結膜が充血し，口唇の発赤腫脹・イチゴ舌（舌の表面が赤くなりブツブツしてくる）が出現する。また，首のリンパ節が腫れ，発疹と手足の腫れがみられる。これらのうち5つ以上の症状があると診断されるが，3つあるいは4つの症状しかみられない非典型例もある。

もっとも注意すべき合併症として，心臓の冠動脈の動脈瘤がある。冠動脈瘤があると，その中で血のかたまり（血栓）ができやすく，できた血栓によって冠動脈が閉塞し，心筋梗塞を起こすことがある。冠動脈病変合併例では，保育の場での生活・運動の管理が問題となることがある。冠動脈病変合併例では，血液をかたまりにくくする薬物を服用していることがあり，保護者や主治医と出血時の対応について相談しておく必要がある。後遺症がない場合は，特別な対応は不要である。

【先天異常・新生児疾患】
●ダウン症候群

21番染色体が1本多く，3本（トリソミー）あるために起こる症候群で，代表的な染色体異常症である。出生1,000人に1人程度みられる。妊娠時の母体の年齢が35歳であると約400出生に1人，40歳では約100出生に1人の割合で出生する。特徴的な顔貌（眼が少しつりあがり，目頭に皮膚がかぶっている。鼻が低く，舌が大きい。耳の位置が低い。後頭部が扁平である），精神遅滞，成長障害（低身長，体重増加不良），先天性心疾患などの合併症がみられる。言語発達や運動発達が遅れるが，情緒的発達は比較的良好で，一般的に人なつっこく，リズム遊びなどを楽しんで行う。積極的な療育が推奨されている。

【消化器疾患】
●肥厚性幽門狭窄症

胃から十二指腸に向かう胃の出口にある幽門と呼ばれる部位の筋肉が肥厚し，胃の内容物の通過が障害される疾患である。生後2週目頃から症状が出現する。母乳やミルクを飲んだ後，短時間で噴水状に嘔吐する。母乳やミルクが十二指腸以下に移動しにくく，栄養や水分の吸収が低下する。乳児は空腹のため嘔吐直後でも母乳やミルクを欲しがる。通過障害の程度が強い場合，体重減少や血液中の電解質の異常が生じる。外科的に治療することもあるが，硫酸アトロピンを用いた内科的治療が選択される場合もある。

● 腸重積症

3歳以下，特に1歳前後の発育のよい離乳期の乳児に起こりやすい。口側の腸管が肛門側の腸管に入り込んでしまう疾患で，そのため腸の内容物の通過障害が起こり，激しい腹痛や嘔吐が出現する。痛みのため間欠的に激しく泣き，嘔吐する。痛みがないときは，比較的機嫌はよいが，症状が繰り返されるにつれ，徐々に顔色が悪くなりぐったりしてくる。腸粘膜の傷害が強くなると，イチゴジャム状の粘血便がみられる。高圧浣腸といわれる処置で多くはもとに戻るが，発症から24時間以上経過すると，入り込んだ腸の循環障害が起こり，腸が壊死を起こして穿孔などを起こす危険性が高まる。高圧浣腸で整復が困難なときは外科的手術が必要になる。

● ソケイヘルニア

腸管の一部が大腿のつけ根にあるソケイ（鼠径）管に入り込んでいる状態をいう。通常，腸管は出たり入ったりし，入浴中や激しく泣いているときに保護者が気づくことが多い。腸管がソケイ部に出たままで戻らなくなった状態を，ヘルニア陥頓といい，腸の通過障害や血行障害から腸の壊死を起こすことがあるので，緊急の外科的処置が必要になる。自然治癒することはまれで，陥頓の危険が常にあるため，最近では早期に手術をすることが勧められている。

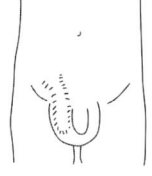

● 虫垂炎

一般に"盲腸"と呼ばれる疾患で，盲腸の先端に位置する虫垂が炎症を起こしたものである。乳幼児には少ない。嘔吐と場所のはっきりしない腹痛で始まり，次第に右下腹部に痛みが限局し，強くなってくるのが典型的な経過である。発熱を伴う。最近では，抗生物質による内科的治療を先行して行うが，腹腔内膿瘍へ進行すれば手術を行う。

【呼吸器疾患】

● かぜ症候群

ほとんどの場合ウイルス感染が原因である。かぜ症候群の原因ウイルスの種類は200種類以上あり，そのため何度でもかぜをひく。症状は鼻やのどの炎症に伴うのどの痛み，咳，鼻水，くしゃみ，発熱，頭痛などである。ウイルス感染症の場合，対症療法が主となる。

● クループ症候群

クループはRSウイルスなどのウイルス感染により，喉頭が腫れ，気道が狭くなる疾患である。喉頭とはのどの奥の部分で，気管への入口およびその周辺のことである。吸気性喘鳴，声がれ，犬が吠えるような咳などが特徴である。狭窄が強い場合，呼吸困難になることがある。

●細気管支炎

　乳幼児，特に生後6か月までの乳児に好発する。RSウイルスの感染が代表的な原因である。ヒトメタニューモウイルス等のウイルスでも発症する。ウイルス感染により肺胞に近い細い気管支に炎症が起こり，気道粘膜が腫れ，分泌物が増加し，空気の通り道が狭くなったり閉塞したりして，呼気性喘鳴をきたす。しばしば呼吸困難になる。

●中　耳　炎

・急性中耳炎

　鼓膜より内側の中耳に細菌やウイルスが侵入し炎症を起こしたものである。乳児はおとなに比べて中耳と咽頭とをつなぐ耳管が太く，水平であるため，細菌（インフルエンザ桿菌，肺炎球菌など）が侵入しやすい。乳児の場合，発熱や不機嫌だけで，中耳炎に特異的な症状が出にくく診断が難しい場合がある。幼児以降になると激しい耳痛を訴えて，泣き叫ぶことが多い。

・滲出性中耳炎

　急性中耳炎から引き続き，あるいは発症時期がはっきりしないという経過で発症する。中耳に液体がたまった状態である。乳幼児に多く，自覚症状を訴えないため発見されにくい。放置すると難聴を合併し，言葉の遅れにつながる場合があるので，早期発見が重要である。

【循環器疾患】

●先天性心疾患

　心臓がつくられてくる過程で，いくつかの要因が作用して心臓の構造異常が引き起こされる病気である。もっとも多いのは心室中隔欠損症で，次いで心房中隔欠損症，肺動脈狭窄症が多い。乳児では弱い泣き声，汗が多い，呼吸数の増加，唇や指先が紫色になるチアノーゼ（血液中の酸素が減少したときに現れる），体重の増えが悪い，ミルクの飲みが悪いなどの症状を呈することがある。年長児では，動悸，息切れ，疲れやすさなどがある。専門的な管理が必要な子どもでは，保護者，主治医，園医などと密接に連携をとりながら対応する。

【血液・腫瘍性疾患】

●貧血（鉄欠乏性貧血，栄養障害による貧血）

　成長期にある小児では，多くの栄養素を必要とする。鉄も重要な栄養素のひとつで，乳児期と思春期の鉄需要は特に高い。母乳栄養，離乳食や幼児食を順調に摂取できている場合，極端な貧血になることはほとんどない。基礎疾患があり栄養を十分摂取できなかったり，吸収が悪かったり，偏食があったり，食事制限をされている場合，鉄が不足して鉄欠乏性貧血が起こる。軽度から中等症の鉄欠乏性貧血は気づかれにくいが，進行すると，顔色が悪く疲れやすい，食思不振などの症状が出現する。

　保育上注意しなければならないことのひとつに牛乳貧血がある。牛乳は栄養価が高く，

完全な栄養食品と考える保護者が少なくないが，牛乳中の鉄含有量は少なく，牛乳の成分により鉄の吸収が阻害される場合もある。また牛乳を大量に飲用することにより食欲が低下し，食事量が減り，鉄がさらに不足し貧血が悪化することがある。

●白 血 病

白血病は，血液のがんといわれ，血液細胞が成熟する過程でがん化し，無秩序に増殖する病気である。急性と慢性がある。小児の急性白血病の3/4はリンパ性で，残りが骨髄性である。成人では逆に4：1の割合で骨髄性が多くみられる。急性リンパ性白血病は2〜6歳に好発する。

白血病の初発症状は，発熱，顔色不良，出血傾向（紫斑，鼻出血）など，正常の造血能が損なわれるために起こる症状がみられる。その他，骨痛，関節痛，リンパ節腫大など，白血病細胞の臓器への浸潤・増殖による症状もしばしばみられる。

抗がん薬による化学療法が第一選択であるが，タイプごとに治療戦略が異なる。化学治療や造血幹細胞移植などの治療により，7〜8割が治癒する疾患である。

【腎・尿路系疾患】

●急性腎盂腎炎

診断がむずかしい乳幼児の発熱の原因のひとつに急性腎盂腎炎がある。多くの場合，尿道炎，膀胱炎からの逆行性感染である。特に乳児では，尿路の感染が全身に広がる菌血症を起こすこともあり，注意が必要である。腎盂腎炎を繰り返す場合，尿路奇形に対する詳しい検査が必要である。

●停留睾丸（精巣）

睾丸が腹腔内に溜まって，陰嚢内に達していない状態である。多くは1歳頃までに陰嚢内に下降する。1歳以降では，自然下降は期待しにくい。下降しない場合，2，3歳頃までに手術を行う。2，3歳以降腹腔内に睾丸が残っているとがん化する危険性がある。

●急性糸球体腎炎

A群β溶血性レンサ球菌感染による扁桃炎などの後，1〜3週目頃に，血尿（紅茶やコーラ色の尿），尿量の減少，むくみ（まぶたに強い），血圧の上昇などの症状が出現する。血圧上昇に伴って頭痛を訴えることもある。安静，保温，塩分制限などの治療により，通常は数か月の経過で軽快する。

【神経・筋疾患】

●髄 膜 炎

髄膜炎は，脳や脊髄を包んでいる髄膜にウイルスや細菌が感染し，炎症が起こった状態である。症状は，発熱，嘔吐，頭痛などで，細菌性の場合，けいれん，意識障害をきたすこともある。大泉門が閉じていない乳幼児では大泉門が膨隆することが診断の手助けとなる。ウイルス性の場合は一般に予後がよい。

細菌性の場合は重症となり，新生児や乳児では，水頭症やてんかん，精神遅滞，難聴などの後遺症を残したり，死に至ることがある。最近，乳幼児の細菌性髄膜炎の原因として頻度が多いb型インフルエンザ桿菌や肺炎球菌に対するワクチンが認可され徐々に効果が現れている。

●脳炎，脳症

脳炎には，脳に直接病原体が入り込み発病するタイプ（1次性脳炎）と，免疫学的な機序により発病するタイプ（2次性脳炎，脳症）とがある。原因の多くはウイルスであり，直接侵襲するウイルスとして単純ヘルペスウイルス，日本脳炎ウイルスがあり，免疫学的機序による脳炎の原因として，インフルエンザウイルスなどがある。意識障害，発熱，頭痛，全身倦怠感，異常知覚，幻覚などで発症し，けいれん，運動まひなどを起こす。神経学的後遺症を残すこともある。

●脳 性 ま ひ

脳性まひは，出生前後の時期に脳に受けた傷害によって，一生涯続く運動や姿勢の異常のことである。日本における有病率は，2〜3人/1,000人である。原因としては，出生前のものがもっとも多く，脳の奇形，胎内感染などがある。分娩に関連する原因としては，仮死分娩，低酸素性虚血性脳症，頭蓋内出血，重症黄疸などがある。近年では，新生児・未熟児医療の進歩により，早期産で出生し，生存する例が多くなり，早期産による脳障害が原因となる脳性まひの割合が増加している。出生後の原因としては，脳炎や髄膜炎，頭蓋内出血，窒息事故などがある。

脳性まひの定義自体には精神遅滞は含まれないが，精神遅滞を合併することは多い。その他の合併症として，てんかん，聴力障害，視覚障害，栄養障害，嚥下障害，呼吸障害，関節拘縮などがあり，日常生活でのきめ細かな療育が必要となる。

●けいれん性疾患

けいれんをみたときは，発熱の有無により分けて考えるとよい。有熱時のけいれんでは，熱性けいれん，髄膜炎（特に化膿性），脳炎などを考える。無熱性けいれんはてんかんであることが多い。一般的処置・観察のポイントを以下に示す。

けいれん
第5章
p.79, 80
参照

・熱性けいれん

6か月〜5歳に発症する（1〜2歳が多い）。小児人口の3〜4％に発症し，1回起こした子どもの30〜40％が再発する。発熱に伴うけいれんで，特に熱の上がり始めに起こりやすい。多くは意識を消失し，全身をガタガタと震わせ，手足をつっぱるけいれんが起こる。通常けいれんは数分で止まり，速やかに意識が回復する。典型的な熱性けいれんでは後遺症はないが，場合により抗けいれん薬の座薬（ダイアップ®）による予防が行われ，園での投薬などの対応が必要なことがある。また，髄膜炎や脳炎などでも発熱時のけいれんが起こるので，意識状態などの観察が必要である。

・てんかん

小児期の有病率は0.8〜1％程度である。大脳半球の神経細胞の異常放電により，反復してけいれんなどの症状を起こす脳の慢性疾患である。てんかん発作は多種多様で，大きな全身性のけいれんや口角が引きつれピクピクするなど身体の一部がけいれんする部分発作，意識が一瞬なくなる欠神発作などがある。先天性代謝異常症などの基礎疾患がない場合，精神遅滞を伴うことはまれである。多くの例は抗けいれん剤でコントロールが可能である。

●泣き入りひきつけ

激しい啼泣により誘発される突然の呼吸停止を示す状態である。多くは泣き始めの呼気が長く続き，そのまま息が止まるが，すぐに回復する。チアノーゼ，蒼白，意識喪失などをきたす。発作による後遺症はなく，ほとんどが6歳までに消失する。

【その他】
●おむつかぶれ，乳児寄生菌性紅斑

臀部の皮膚疾患には大きく分けて2種類ある。ひとつは，尿，便，汗などの化学的刺激や，こすれる，圧迫されるなど物理的刺激による皮膚炎（通称：おむつかぶれ）と，真菌の一種であるカンジダの皮膚への感染による乳児寄生菌性紅斑である。対応の基本は，臀部浴などによる洗浄と清潔保持，適切な薬物塗布である。真菌感染の場合は，パウダーなどは使用せず，抗真菌剤を含む軟膏を使用する。

●乳幼児突然死症候群（SIDS：Sudden Infant Death Syndrome）

SIDSは，「それまでの健康状態および既往歴からその死亡が予測できず，しかも死亡状況調査および解剖検査によってもその原因が同定されない，原則として1歳未満の児に突然の死をもたらした症候群」（厚生労働省研究班）と定義されている。おもに睡眠中に発症し，日本では出生4,000人あたり1人程度の発症頻度と推定され，生後2〜6か月児に多い。まれに1歳以上で発症することもある。SIDSのリスク因子として，「うつぶせ寝」，「親の喫煙」，「人工栄養」などがあげられる。診断には，解剖されていることが必須である。

5 子どもの病気の予防ー予防接種

（1）予防接種の意義

ヒトは自然界の中でいろいろなウイルスや細菌と共存して生活をしている。その中には，病気の原因になるものがたくさんある。それらが感染して病気になる前に免疫（抵抗力）

をつけてかからないようにするのが予防接種である。母体からの免疫は胎盤を通して子どもに移行するが，生後3か月から生後1年程度で消失する。予防接種が可能な病気に対してはかかってから治すのではなく，かかる前に抵抗力をつけておきたい。予防接種をしていても病気にかかる場合もあるが，予防接種の効果により免疫ができていれば病気を軽くすることができる。

　さらに予防接種は個人を守るという以外に，社会の中での感染症の伝播の予防にもなっている。例えば，肺炎球菌ワクチンを子どもに接種することによって，高齢者の侵襲性肺炎球菌感染症の発症率が減少する。子宮頸がん予防ワクチン（4価HPVワクチン）を女性に接種することで，男性の性感染症の割合が減少することが報告されている。

（2）予防接種の分類

1）ワクチンによる分類

　予防接種に使用する薬液をワクチンという。ワクチンには，① 病原体の増殖力を弱めて体内でゆっくり増殖させて免疫をつくる弱毒生ワクチン（麻疹，風疹，BCGなど），② 病原微生物や毒素を薬剤等で不活化し，免疫原性のみを残した不活化ワクチン（DPT, DPT-IPV, インフルエンザ, 日本脳炎など），③ 細菌がもつ毒素の製剤であるトキソイド（ジフテリア，破傷風など）がある。

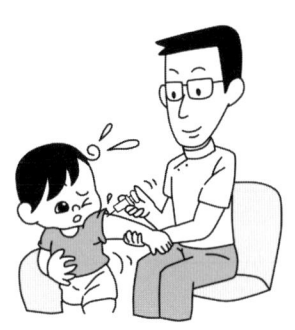

2）実施方式による分類

　① **定期接種**　　予防接種法で決められている疾患に対し，決められた年齢で決められた回数接種するもので，国は国民に接種勧奨をし，国民には努力義務（自分および周囲の人たちのために積極的に接種するように努める）が求められる。

　BCGワクチン，ポリオワクチン，DPT-IPVワクチン，麻疹・風疹混合（MR）ワクチン，b型インフルエンザ桿菌（Hib）ワクチン，肺炎球菌，水痘ワクチン，B型肝炎ワクチン，ロタウイルスワクチンなどが定期接種である。

　② **臨時接種**　　新型インフルエンザの急な流行など国民に急いで免疫を付与する必要性が出た場合には，都道府県知事の積極的勧奨によって接種する。

　③ **任意接種**　　予防接種法に規定されているワクチンではないが，保護者または本人の希望によって接種する。または主治医の勧めによる場合もある。ワクチンは「医薬品，医療機器等の品質，有効性及び安全性の確保等に関する法律」により承認されている。

　おたふくかぜワクチン，インフルエンザワクチンなどが任意接種である。

（3）おもなワクチン

1）BCGワクチン

　BCGは結核を予防するワクチンである。乳幼児期早期に牛型結核菌を弱めたワクチン（BCG）を接種しておくと，肺結核は50%，粟粒結核や結核性髄膜炎は80%程度予防できる。接種時期については，2013（平成25）年4月から，それまでの「生後6か月未満」から，

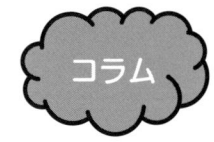
　ワクチンで予防できる病気（vaccine preventable diseases：VPD）を確実に防ぐには，必要なワクチンを適切な時期に適切な回数接種することが重要である。同時接種は，単独のワクチンを約2.5cm以上離れた場所に1本ずつ接種する。最近，日本で接種できる新しいワクチンが増え，赤ちゃんが1歳前に接種するおもなワクチンは6～7種類，何回か接種するものもあるため，15回以上も接種することになる。生ワクチンは，接種後4週間あけなければ次のワクチンが接種できないため，同時接種が推奨される傾向にある。

　日本小児科学会は，①各ワクチンの接種率向上，②ワクチンで予防できる疾患から子どもを早期に守る，③保護者の経済・時間的負担の軽減，④医療者の時間的負担の軽減の4つの利点をあげ，同時接種は，必要な医療行為であるという考えを示している。

「1歳未満」まで延長された。6か月までに先天性免疫不全の診断が困難なこと，乳児は結核よりも発症頻度の高い感染症に対するワクチンをBCGよりも先に接種を受ける必要があり，体調を崩した場合などにBCGの接種が生後6か月までに行えない場合があることなどが理由である。

2）ポリオワクチン

　ポリオは「急性灰白髄炎」と呼ばれる病気である。ポリオウイルスは感染した人の便中に排泄され，手などを介して口からヒトへ感染し，咽頭と腸で増殖する。感染したウイルスは一定期間（平均7～14日間）腸の中で増えるが，ほとんどの人は症状が出ない不顕性感染で経過し，しかも生涯免疫が得られる。まひ症状が出るのは，ウイルスが血液を介して脳・脊髄へ感染した例である。通常100人中5～10人はかぜに似た症状を示し，発熱に続いて頭痛，嘔吐が現れ，一部の人は永久にまひが残る。まひの発生率は感染した人の1/200～1,000人である。呼吸困難により死亡する例もある。予防接種のおかげで，1981（昭和56）年以降は国内で野生株による自然感染はない。現在ナイジェリア，パキスタン，アフガニスタンではポリオウイルス野生株の流行が残っている。世界の交流がさかんになった現在では野生株ウイルスが日本へ侵入してくる可能性があるので，感染予防のためワクチンで免疫を獲得しておく必要がある。日本では，2012（平成24）年9月に経口生ワクチン（OPV）から，不活化ワクチン（IPV）に切り換えられたので，ワクチン関連まひの危険性はなくなった。IPV単独で接種する場合とDPT-IPVワクチン（ジフテリア・百日咳・破傷風・不活化ポリオの4種混合ワクチン）として接種する場合とがある。

3）ジフテリア・百日咳・破傷風3種混合（DPT）ワクチン

　DPTワクチンによって百日咳，ジフテリア，破傷風の3疾患を予防する。DPT接種は生後3か月から開始される。百日咳が重症になるのは生後6か月未満の乳児で，予防のためには乳児期早期からの接種が大切である。なお，近年は学童や成人の百日咳の患者が増えているが，その発生を抑えることが，百日咳から年少児を守るためには重要である。

DPT-IPVワクチンは2012年11月1日から定期接種となった。

これまではDPTワクチンと経口ポリオワクチンと分けて接種していたが，ポリオの項でも述べたようにDPT-IPVが主流となり，現在移行期となっている。

表6−5　日本小児科学会が推奨する予防接種スケジュール（2023年4月1日版）

ワクチン	種類	生直後	6週	2か月	3か月	4か月	5か月	6か月	7か月	8か月	9～11か月	12～15か月	16～17か月	18～23か月	2歳	3歳	4歳	5歳	6歳	7歳	8歳	9歳	10歳以上	学童期／思春期
インフルエンザ菌b型（ヒブ）	不活化			①	②	③						④（注1）												
肺炎球菌（PCV13）	不活化			①	②	③						④									|（注2）|		
B型肝炎　ユニバーサル	不活化			①	②				③										（注3）					
母子感染予防		①②						③																
ロタウイルス　1価 / 5価	生		①②	①	②	③									（注4）（注5）									
4種混合（DPT-IPV）	不活化			①	②	③						④（注6）			（7.5歳まで）									
3種混合（DPT）	不活化			①	②	③						④（注6）			（7.5歳まで）⑤							⑤11-12歳（注7）（注8）	
2種混合（DT）	不活化																						11歳:12歳 ①	
ポリオ（IPV）	不活化			①	②	③						④（注6）			（7.5歳まで）⑤（注9）									
BCG	生						①																	
麻しん、風しん混合（MR）	生											①					②							
水痘	生											①			②（注10）									
おたふくかぜ	生											①（注12）			②（7.5歳まで）（注11）									
日本脳炎	不活化															①②	③					④9～12歳		
インフルエンザ	不活化														毎年（10月、11月など）①②									
ヒトパピローマウイルス（HPV）2価,4価 / 9価	不活化																						（注13）	小6-中2-高1（注14）①②③（注15）

凡例：
- 定期接種の推奨期間
- 任意接種の推奨期間
- 定期接種の接種可能な期間
- 任意接種の接種可能な期間
- 添付文書には記載されていないが、小児科学会として推奨する時期
- 健康保険での接種時期

（注）は表6−6に記載。

表6-6 日本小児科学会が推奨する予防接種スケジュール 標準的接種期間・日本小児科学会の考え方・注意事項（2023年4月1日版）

ワクチン	種類	標準的接種年齢と接種期間	日本小児科学会の考え方	注意事項
インフルエンザ菌b型（ヒブ）	不活化	①-②-③はそれぞれ27-56日（4-8週）あける ③-④は7-13か月あける	（注1）④は12か月から接種することで適切な免疫が早期に得られる。1歳をこえたら接種する	・定期接種として、①-②-③の接種はそれぞれ27日以上、③-④の間は7か月以上あける ・7か月-11か月で初回接種：①、②の後は7か月以上あけて③、1歳・4歳での初回接種可能 ・リスクのある患者は、5歳以上でも接種可能
肺炎球菌（PCV13）	不活化	①-②-③はそれぞれ27日（4週）以上あける ③-④は60日（2か月）以上あけて、かつ、1歳から1歳3か月で接種		・7か月-11か月で初回接種：①、②の接種後60日以上あけて1歳以降に③ ・1歳-23か月で初回接種：①、②を60日以上あける、2歳-4歳で初回接種：①のみ （注2）任意接種のスケジュールは日本小児科学会ホームページ「任意接種ワクチンのパロ（15歳未満）への接種」http://www.jpeds.or.jp/modules/activity/index.php?content_id=316を参照
B型肝炎 ユニバーサルワクチン	不活化	①生後2か月 ②生後3か月 ③生後7-8か月 ①-②は27日（4週）以上、①-③は139日（20週）以上あける	家族内に母親以外のB型肝炎キャリアがいる場合、生後2か月で待たず、早期接種が望ましい	（注3）乳児期に接種していない児の水平感染予防のための接種、接種間隔は、ユニバーサルワクチンに準ずる
B型肝炎 母子感染予防のためのワクチン		①生直後 ②1か月 ③6か月		・母親がHBs抗原陽性の場合、出生時、ワクチンと同時にHB免疫グロブリンを投与するが、ワクチンの接種費用は健康保険でカバーされる 詳細は日本小児科学会ホームページ「B型肝炎ウイルス母子感染予防のための新しい指針」http://www.jpeds.or.jp/modules/activity/index.php?content_id=141を参照
ロタウイルス	生	・生後6週から接種可能、①は8週-15週未満を推奨する ・1価ワクチン（ロタリックス®）：①-②は、4週以上あける（計2回） ・5価ワクチン（ロタテック®）：①-②-③は、4週以上あける（計3回）	生後15週以降は、初回接種後7日以内の腸重積症の発症リスクが増大するので、原則として初回接種を推奨しない。	（注4）計2回 ②は、生後24週までに完了すること （注5）計3回 ③は、生後32週までに完了すること ・1価と5価の互換性は認められておらず、取り寄せるなどして同じワクチンでの完了を優先させる。定期接種中の再投与は認められていない。・海外においては、母体が妊娠中に生物学的製剤による加療を受けた児への接種は推奨されていない。
4種混合（DPT-IPV）	不活化	①-②-③はそれぞれ20-56日（3-8週）あける （注6）③-④は6か月以上あけ、標準的には③終了後12-18か月の間に接種		・定期接種として、①-②-③の間はそれぞれ20日以上あける ・現時点で、就学前の3種混合ワクチンとポリオワクチンの接種を4種混合ワクチンで代用することは、承認されていない ・4種混合ワクチンは4回の接種に限られ、5回目以降の追加接種については、3種混合ワクチンかポリオワクチンを用いる
3種混合（DPT）	不活化	①-②-③それぞれ20-56日（3-8週）あける （注6）③-④は6か月以上あけ、標準的には③終了後12-18か月の間に接種 ⑤5歳以上7歳未満、④より6か月以上あける ⑥11-12歳に接種		
3種混合（DPT） 学童期以降の百日咳予防目的	不活化		（注7）就学前児の百日咳の日咳抗体価が低下しているこ とを受けて、就学前の追加接種を推奨 2018年度感染症流行予測調査による小児の年齢別の百日咳の抗体保有状況では、9歳で30%未満、抗PT抗体価10EU/mL以上の保有率は、（注8）百日咳の予防を目的に、2種混合の代わりに3種混合ワクチンを接種してもよい	・0.5mLを接種（2種混合ワクチンは、0.1mL）

ワクチン	種類	標準的接種年齢と接種期間	日本小児科学会の考え方	注意事項
2種混合（DT）	不活化	①11歳から12歳に達するまで		・予防接種法では、11歳以上13歳未満、0.1mLを接種
ポリオ（IPV）	不活化	①-②-③はそれぞれ20-56日（3-8週）あける（注6）③-④は6か月以上あけ、標準的には③終了後12-18か月の間に接種		・2012年8月31日以前にポリオ生ワクチン、ポリオ不活化ワクチンを接種し、接種が完了していない児への接種スケジュールは、厚生労働省ホームページhttp://www.mhlw.go.jp/bunya/kenkou/polio/dl/leaflet_120601.pdfを参照
ポリオ（IPV）学童期以降のポリオ予防目的	不活化	⑤5歳以上7歳未満	（注9）ポリオに対する抗体価が減衰する前に就学前の接種を推奨	
BCG	生	・12か月未満に接種 ・標準的には5-8か月未満に接種	結核の発生頻度の高い地域では、早期の接種が必要である	・麻疹曝露後の発症予防では、麻しんワクチンを生後6か月以降で接種可能、ただし、その接種は接種回数には数えず、①、②は規定通り接種する
麻しん、風しん混合（MR）	生	①1歳以上2歳未満 ②5歳以上7歳未満（注10）小学校入学前の1年間		・定期接種として、①-②の間は3か月以上あける ・13歳以上では、①-②の間を4週間以上あける（任意接種）
水痘	生	①生後12-15か月 ②1回目から6-12か月あける	（注11）水痘罹患で接種していない児に対して、積極的に2回接種を行う必要がある	
おたふくかぜ	生	①1歳以上	（注12）予防効果を確実にするために、2回接種が必要である ①は1歳を過ぎたら早期に接種、②はMRと同時期（5歳以上7歳未満で小学校入学前の1年間）での接種を推奨する	
日本脳炎	不活化	①・②3歳、①-②は6-28日（1-4週）あける ③4歳、②から1年あける ④9歳	日本脳炎流行地域に渡航・滞在する小児、ブタの日本脳炎患者が発生した地域・最近日本脳炎患者が発生した地域に居住する小児に対しては、生後6か月から日本脳炎ワクチンの接種開始を推奨する（日本小児科学会ホームページ「日本脳炎患児リスクの高い者に対する生後6か月からの日本脳炎ワクチンの推奨について」http://www.jpeds.or.jp/modules/activity/index.php?content_id=207を参照）	・1回接種量：6か月-3歳未満：0.25mL；3歳以上：0.5mL ・定期接種では、生後6か月から生後90か月（7歳6か月）未満（第1期）、9歳以上13歳未満（第2期）が対象、①-②は6日以上、③は②より6か月以上の間隔をあける ・2005年5月からの積極的勧奨の差し控えを受けて、1995年4月2日から2007年4月1日生まれの児は、20歳未満まで定期接種の対象、具体的な接種については厚生労働省ホームページ http://www.mhlw.go.jp/bunya/kenkou/kekkaku-kansenshou20/annai.htmlを参照
インフルエンザ	不活化	①-②は4週（2-4週）あける		・13歳未満：2回、13歳以上：1回または2回（原則1回）、1回接種量：0.25mL；3歳未満：0.25mL、3歳以上：0.5mL
ヒトパピローマウイルス（HPV）	不活化	中学1年生女子 ・9価ワクチン（シルガード®9）15歳未満に初回接種を行い、2回の接種で完了する場合は①-②を6～12か月あける	2価・4価ワクチンで接種を開始した場合、原則として同ワクチンで3回接種を行う。ただし、9価ワクチンで残りの回数を終了することもできる	・接種方法は、筋肉内注射（上腕三角筋部） ・予防接種法では、12歳-16歳（小学校6年生から高校1年生相当）女子（注13）2価ワクチンは10歳以上、4価と9価ワクチンは、9歳以上から接種可能（注14）標準的な接種としての望ましい間隔で接種できる（接種間隔が3つのワクチンで異なることに注意） ・2価ワクチン：①-②の間は1か月以上、①-③の間は5か月以上あける ・4価ワクチン：①-②の間は1か月以上、②-③の間は3か月以上あける ・9価ワクチン：①-②の間は1か月以上、②-③の間は3か月以上あける（注15）積極的勧奨を控えの期間に接種できなかった平成9-17年度（1997-2005年度）生まれの女性に対して、令和4-6年度（2022-2024年度）の3年間に限り、キャッチアップ接種が可能である

任意接種　健康保険での接種　定期接種

4）乾燥弱毒生麻疹・風疹混合（MR）ワクチン

2006（平成18）年から麻疹ワクチンと風疹ワクチンが混合されたMRワクチンが使用されている。1歳時と小学校就学前1年間の2回接種する。

5）日本脳炎ワクチン

日本脳炎はヒトからヒトへ直接感染するのではなく，感染した豚の体内で増えたウイルスが蚊を媒介としてヒトに感染する。7〜10日間の潜伏期間の後，高熱，嘔吐，頭痛，けいれん，意識障害などの症状を示す。症状の出る人はウイルスをもった蚊に刺された人1,000人に1〜4人程度で，あとは不顕性感染である。夏かぜに似た症状や無菌性髄膜炎で終わる人もいる。万一脳炎にかかったときの死亡率は約15%，神経の後遺症を残す人が約50%である。日本脳炎ワクチンは生後6か月から接種することができるが，3歳未満の乳児は外で遊ぶ機会が少なく，蚊に刺される機会も少ないため，日本では3歳から日本脳炎ワクチン接種をすすめている。ワクチンの効果により，毎年10名以下の患者発生にとどまっている。

6）インフルエンザワクチン

1歳以上6歳未満の小児については，インフルエンザにかかったときの重篤度や合併症のリスクとインフルエンザワクチンの有効率が20〜50%であることを考慮し，任意接種としてワクチン接種を推奨することが適切である。なお，6か月未満の乳児に対してはインフルエンザワクチン接種を推奨していない。

7）ロタウイルスワクチン

ロタウイルスは，多くの子どもが乳幼児期にかかる胃腸炎に関係している。嘔吐，下痢，発熱が数日間持続する。ワクチンには2種類あり，生後6か月までに完了するもの（2回接種）と，8か月までに完了するもの（3回接種）がある。完全に接種したときの有効率は90%以上であるが，両方とも1回でも接種すればそれなりの効果が認められている。生後6週を過ぎたら接種できるワクチンである。2020（令和2）年10月から予防接種法に基づく定期接種となった。

風疹から胎児と妊婦を守る

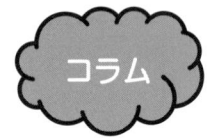
コラム

風疹は，妊娠中の女性がかかると，胎内感染により，心疾患，難聴など先天異常（先天性風疹症候群）のある赤ちゃんが生まれる可能性がある。1987年以前生まれ（32歳以上）の男性と，制度移行の谷間となった1979〜1987年生まれ（32歳〜40歳）の女性は風疹の予防接種を受けていない割合が高く，注意が必要である。昨今の風疹の流行は特に成人男性に多いことから，妊娠時にパートナーが感染する可能性を回避するためにも妊娠前に風疹抗体価検査や予防接種を受けておきたい。

8）水痘ワクチン

　健康な子の場合，副反応はほとんどない。ワクチン後の水痘発症例は軽症であるが，１回接種では発症予防効果が不十分であること，水痘流行時に接種後１年以上経過した２歳児以下の児で78％が水痘を発症したこと，本邦では０〜２歳に水痘発症年齢のピークがあること等から，米国の接種方式である就学前を２期接種時期にすると，約半数の子どもがワクチン後に水痘に罹患することが予測される。従来，水痘生ワクチンは任意接種であったが，2014（平成26）年10月から予防接種法に基づく定期接種に導入された。接種の対象年齢は，生後12か月から36か月の間の子どもで，３か月以上あけて２回接種する。

9）流行性耳下腺炎（おたふくかぜ）ワクチン

　おたふくかぜワクチン（任意接種・生ワクチン）で予防する。おたふくかぜはかかっても軽症の場合が多いが，重い合併症を引き起こすことがあるので，ワクチン接種が重要となる。

　おたふくかぜには多くの合併症がある。例えば，無菌性髄膜炎が約50人に１人の割合で起こり，発症すると強い頭痛を訴え，嘔吐することもある。非可逆的重度の難聴になることもあり，約1,000人に１人の割合で，年間700人くらいがかかっていると推定されている。また，脳炎が毎年約30人に起こっており，障害が残ることや死亡することもある。

　１歳で１回，１回目の接種後２〜６年たったら２回目を接種することが推奨されている。地域によっては公費助成がある。ほとんどの先進国では２回接種を実施している。

●参考文献

・遠藤郁夫（2018）『保育現場における感染症の知識と対応「保育所における感染症対策ガイドライン（2018年改訂版)」対応』全国社会福祉協議会　全国保育協議会
・巷野悟郎（2013）『最新保育保健の基礎知識』日本小児医事出版社
・名古屋市小児科医会（2013）保育園や幼稚園に通う子どもたちの健康のために
・厚生労働省（2012）「2012年改訂版保育所における感染症対策ガイドライン」
・厚生労働省（2018）「保育所における感染症対策ガイドライン（2018年改訂版）」
・厚生労働省（2019）「保育所におけるアレルギー対応ガイドライン（2019年改訂版）」

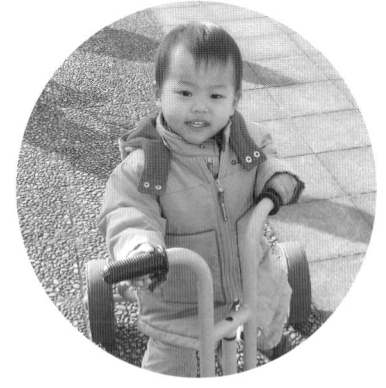

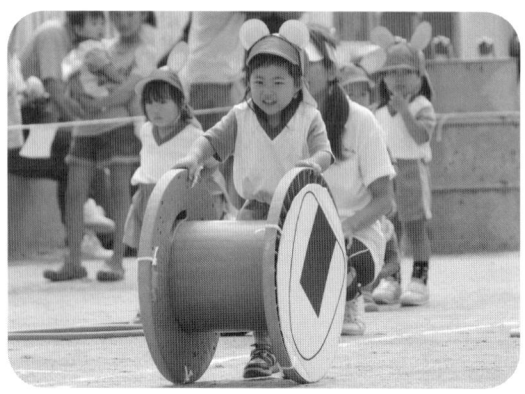

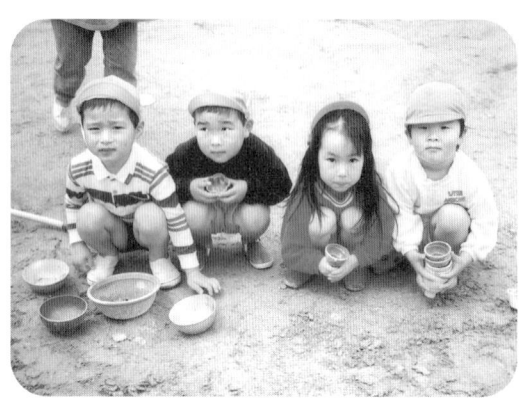

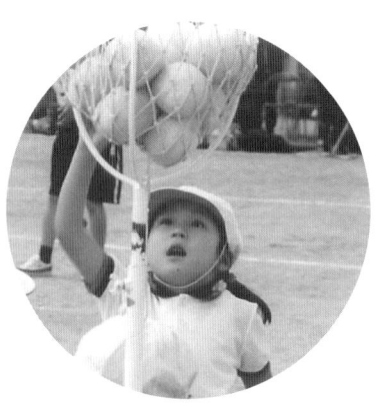

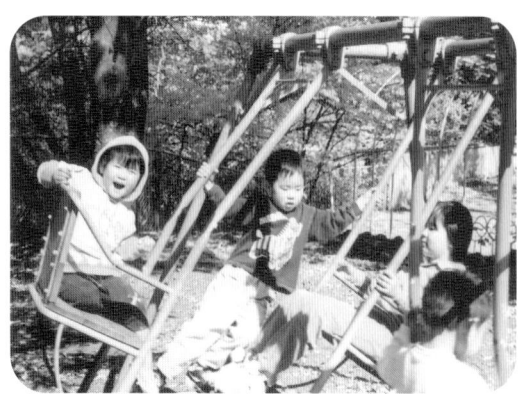

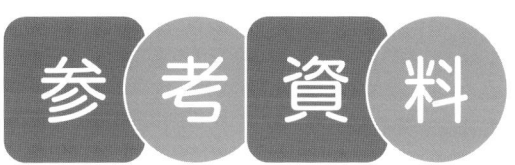

参考資料1 ●児童の権利に関する条約　抜粋 (前文と本文目次)
(日本ユニセフ協会ホームページより)

　この条約の締約国は，国際連合憲章において宣明された原則によれば，人類社会のすべての構成員の固有の尊厳及び平等のかつ奪い得ない権利を認めることが世界における自由，正義及び平和の基礎を成すものであることを考慮し，国際連合加盟国の国民が，国際連合憲章において，基本的人権並びに人間の尊厳及び価値に関する信念を改めて確認し，かつ，一層大きな自由の中で社会的進歩及び生活水準の向上を促進することを決意したことに留意し，国際連合が，世界人権宣言及び人権に関する国際規約において，すべての人は人種，皮膚の色，性，言語，宗教，政治的意見その他の意見，国民的若しくは社会的出身，財産，出生又は他の地位等によるいかなる差別もなしに同宣言及び同規約に掲げるすべての権利及び自由を享有することができることを宣明し及び合意したことを認め，国際連合が，世界人権宣言において，児童は特別な保護及び援助についての権利を享有することができることを宣明したことを想起し，家族が，社会の基礎的な集団として，並びに家族のすべての構成員，特に，児童の成長及び福祉のための自然な環境として，社会においてその責任を十分に引き受けることができるよう必要な保護及び援助を与えられるべきであることを確信し，児童が，その人格の完全なかつ調和のとれた発達のため，家庭環境の下で幸福，愛情及び理解のある雰囲気の中で成長すべきであることを認め，児童が，社会において個人として生活するため十分な準備が整えられるべきであり，かつ，国際連合憲章において宣明された理想の精神並びに特に平和，尊厳，寛容，自由，平等及び連帯の精神に従って育てられるべきであることを考慮し，児童に対して特別な保護を与えることの必要性が，1924年の児童の権利に関するジュネーヴ宣言及び1959年11月20日に国際連合総会で採択された児童の権利に関する宣言において述べられており，また，世界人権宣言，市民的及び政治的権利に関する国際規約（特に第23条及び第24条），経済的，社会的及び文化的権利に関する国際規約（特に第10条）並びに児童の福祉に関係する専門機関及び国際機関の規程及び関係文書において認められていることに留意し，児童の権利に関する宣言において示されているとおり「児童は，身体的及び精神的に未熟であるため，その出生の前後において，適当な法的保護を含む特別な保護及び世話を必要とする。」ことに留意し，国内の又は国際的な里親委託及び養子縁組を特に考慮した児童の保護及び福祉についての社会的及び法的な原則に関する宣言，少年司法の運用のための国際連合最低基準規則（北京規則）及び緊急事態及び武力紛争における女子及び児童の保護に関する宣言の規定を想起し，極めて困難な条件の下で生活している児童が世界のすべての国に存在すること，また，このような児童が特別の配慮を必要としていることを認め，児童の保護及び調和のとれた発達のために各人民の伝統及び文化的価値が有する重要性を十分に考慮し，あらゆる国特に開発途上国における児童の生活条件を改善するために国際協力が重要であることを認めて，次のとおり協定した。

第Ⅰ部
　　第1条　子どもの定義／第2条　差別の禁止／第3条　子どもの最善の利益／第4条　立
　　　法・行政その他の措置
　　第5条　親その他の者の指導／第6条　生命への権利／第7条　名前・国籍を得る権利／第
　　　8条　身元の保全
　　第9条　親からの分離禁止／第10条　家族再会／第11条　国外不法移送・不返還の防止／第
　　　12条　意見表明権
　　第13条　表現・情報の自由／第14条　思想・良心・宗教の自由／第15条　結社・集会の自由
　　第16条　プライバシー・名誉の保護／第17条　情報へのアクセス／第18条　親の第一次養育
　　　責任
　　第19条　虐待・放任からの保護／第20条　代替的養護／第21条　養子縁組／第22条　難民の

子どもの保護・援助

第23条　障害児の権利の国際協力／第24条　健康・医療への権利／第25条　措置された子どもの定期的審査

第26条　社会保障への権利／第27条　生活水準への権利／第28条　教育への権利／第29条教育の目的

第30条　少数者・先住民の子どもの権利／第31条　休息，余暇，遊び，文化的・芸術的生活への参加

第32条　経済的搾取からの保護／第33条　麻薬・向精神薬からの保護／第34条　性的搾取・虐待からの保護

第35条　誘拐・売買・取引の防止／第36条　他のあらゆる形態の搾取からの保護

第37条　自由を奪われた子どもの適正な取扱い／第38条　武力紛争における子どもの保護

第39条　心身の回復と社会復帰／第40条　少年司法／第41条　既存の権利の確保

第Ⅱ部

第42条　条約広報義務／第43条　子どもの権利委員会の設置／第44条　締約国の報告義務／第45条　委員会の作業方法

第Ⅲ部

第46条　署名／第47条　批准／第48条　加入／第49条　効力発生／第50条　改正／第51条留保／第52条　廃棄

第53条　寄託／第54条　正文

参考資料2●学校保健安全法施行規則　抜粋

(昭和33年6月13日文部省令第18号　最終改正：令和4年12月28日文部科学省令第41号)

第1章　環境衛生検査等
(環境衛生検査)
第1条　学校保健安全法(昭和33年法律第56号。以下「法」という。)第5条の環境衛生検査は，他の法令に基づくもののほか，毎学年定期に，法第6条に規定する学校環境衛生基準に基づき行わなければならない。
2　学校においては，必要があるときは，臨時に，環境衛生検査を行うものとする。
(日常における環境衛生)
第2条　学校においては，前条の環境衛生検査のほか，日常的な点検を行い，環境衛生の維持又は改善を図らなければならない。
第2章　健康診断
第1節　就学時の健康診断
(方法及び技術的基準)
第3条　法第11条の健康診断の方法及び技術的基準は，次の各号に掲げる検査の項目につき，当該各号に定めるとおりとする。
一　栄養状態は，皮膚の色沢，皮下脂肪の充実，筋骨の発達，貧血の有無等について検査し，栄養不良又は肥満傾向で特に注意を要する者の発見につとめる。
二　脊柱の疾病及び異常の有無は，形態等について検査し，側わん症等に注意する。
三　胸郭の異常の有無は，形態及び発育について検査する。
四　視力は，国際標準に準拠した視力表を用いて左右各別に裸眼視力を検査し，眼鏡を使用している者については，当該眼鏡を使用している場合の矯正視力についても検査する。
五　聴力は，オージオメータを用いて検査し，左右各別に聴力障害の有無を明らかにする。
六　眼の疾病及び異常の有無は，感染性眼疾患その他の外眼部疾患及び眼位の異常等に注意する。
七　耳鼻咽頭疾患の有無は，耳疾患，鼻・副鼻腔疾患，口腔咽喉頭疾患及び音声言語異常等に注意する。
八　皮膚疾患の有無は，感染性皮膚疾患，アレルギー疾患等による皮膚の状態に注意する。
九　歯及び口腔の疾病及び異常の有無は，齲歯，歯周疾患，不正咬合その他の疾病及び異常

について検査する。

　　十　その他の疾病及び異常の有無は，知能及び呼吸器，循環器，消化器，神経系等について検査するものとし，知能については適切な検査によつて知的障害の発見につとめ，呼吸器，循環器，消化器，神経系等については臨床医学的検査その他の検査によつて結核疾患，心臓疾患，腎臓疾患，ヘルニア，言語障害，精神神経症その他の精神障害，骨，関節の異常及び四肢運動障害等の発見につとめる。

（就学時健康診断票）

第4条　学校保健安全法施行令（昭和33年政令第174号。以下「令」という。）第4条第1項に規定する就学時健康診断票の様式は，第一号様式とする。

第2節　児童生徒等の健康診断

（時期）

第5条　法第13条第1項の健康診断は，毎学年，六月三十日までに行うものとする。ただし，疾病その他やむを得ない事由によつて当該期日に健康診断を受けることのできなかつた者に対しては，その事由のなくなつた後すみやかに健康診断を行うものとする。

2　第1項の健康診断における結核の有無の検査において結核発病のおそれがあると診断された者（第6条第3項第四号に該当する者に限る。）については，おおむね六か月の後に再度結核の有無の検査を行うものとする。

（検査の項目）

第6条　法第13条第1項の健康診断における検査の項目は，次のとおりとする。

　　一　身長及び体重
　　二　栄養状態
　　三　脊柱及び胸郭の疾病及び異常の有無並びに四肢の状態
　　四　視力及び聴力
　　五　眼の疾病及び異常の有無
　　六　耳鼻咽頭疾患及び皮膚疾患の有無
　　七　歯及び口腔の疾病及び異常の有無
　　八　結核の有無
　　九　心臓の疾病及び異常の有無
　　十　尿
　　十一　その他の疾病及び異常の有無

2　前項各号に掲げるもののほか，胸囲及び肺活量，背筋力，握力等の機能を，検査の項目に加えることができる。

3　第1項第八号に掲げるものの検査は，次の各号に掲げる学年において行うものとする。

　　一　小学校（義務教育学校の前期課程及び特別支援学校の小学部を含む。以下この条，第7条第6項及び第11条において同じ。）の全学年
　　二　中学校（義務教育学校の後期課程，中等教育学校の前期課程及び特別支援学校の中学部を含む。以下この条，第7条第6項及び第11条において同じ。）の全学年
　　三　高等学校（中等教育学校の後期課程及び特別支援学校の高等部を含む。以下この条，第7条第6項及び第11条において同じ。）及び高等専門学校の第一学年
　　四　大学の第一学年

4　第1項各号に掲げる検査の項目のうち，小学校の第四学年及び第六学年，中学校及び高等学校の第二学年並びに高等専門学校の第二学年及び第四学年においては第四号に掲げるもののうち聴力を，大学においては第三号，第四号，第七号及び第十号に掲げるものを，それぞれ検査の項目から除くことができる。

（方法及び技術的基準）

第7条　法第13条第1項の健康診断の方法及び技術的基準については，次項から第9項までに定めるもののほか，第3条の規定（同条第十号中知能に関する部分を除く。）を準用する。この場合において，同条第四号中「検査する。」とあるのは「検査する。ただし，眼鏡を使用している者の裸眼視力の検査はこれを除くことができる。」と読み替えるものとする。

2　前条第1項第一号の身長は，靴下等を脱ぎ，両かかとを密接し，背，臀部及びかかとを身長計の尺柱に接して直立し，両上肢を体側に垂れ，頭部を正位に保たせて測定する。

3　前条第1項第一号の体重は，衣服を脱ぎ，体重計のはかり台の中央に静止させて測定する。

ただし，衣服を着たまま測定したときは，その衣服の重量を控除する。

4　前条第1項第三号の四肢の状態は，四肢の形態及び発育並びに運動器の機能の状態に注意する。

5　前条第1項第八号の結核の有無は，問診，胸部エックス線検査，喀痰検査，聴診，打診その他必要な検査によつて検査するものとし，その技術的基準は，次の各号に定めるとおりとする。

　一　前条第3項第一号又は第二号に該当する者に対しては，問診を行うものとする。

　二　前条第3項第三号又は第四号に該当する者（結核患者及び結核発病のおそれがあると診断されている者を除く。）に対しては，胸部エックス線検査を行うものとする。

　三　第一号の問診を踏まえて学校医その他の担当の医師において必要と認める者であつて，当該者の在学する学校の設置者において必要と認めるものに対しては，胸部エックス線検査，喀痰検査その他の必要な検査を行うものとする。

　四　第二号の胸部エックス線検査によつて病変の発見された者及びその疑いのある者，結核患者並びに結核発病のおそれがあると診断されている者に対しては，胸部エックス線検査及び喀痰検査を行い，更に必要に応じ聴診，打診その他必要な検査を行う。

6　前条第1項第九号の心臓の疾病及び異常の有無は，心電図検査その他の臨床医学的検査によつて検査するものとする。ただし，幼稚園（特別支援学校の幼稚部を含む。以下この条及び第11条において同じ。）の全幼児，小学校の第二学年以上の児童，中学校及び高等学校の第二学年以上の生徒，高等専門学校の第二学年以上の学生並びに大学の全学生については，心電図検査を除くことができる。

7　前条第1項第十号の尿は，尿中の蛋白，糖等について試験紙法により検査する。ただし，幼稚園においては，糖の検査を除くことができる。

8　身体計測，視力及び聴力の検査，問診，胸部エックス線検査，尿の検査その他の予診的事項に属する検査は，学校医又は学校歯科医による診断の前に実施するものとし，学校医又は学校歯科医は，それらの検査の結果及び第11条の保健調査を活用して診断に当たるものとする。

（健康診断票）

第8条　学校においては，法第13条第1項の健康診断を行つたときは，児童生徒等の健康診断票を作成しなければならない。

2　校長は，児童又は生徒が進学した場合においては，その作成に係る当該児童又は生徒の健康診断票を進学先の校長に送付しなければならない。

3　校長は，児童生徒等が転学した場合においては，その作成に係る当該児童生徒等の健康診断票を転学先の校長，保育所の長又は認定こども園の長に送付しなければならない。

4　児童生徒等の健康診断票は，五年間保存しなければならない。ただし，第2項の規定により送付を受けた児童又は生徒の健康診断票は，当該健康診断票に係る児童又は生徒が進学前の学校を卒業した日から五年間とする。

（事後措置）

第9条　学校においては，法第13条第1項の健康診断を行つたときは，二十一日以内にその結果を幼児，児童又は生徒にあつては当該幼児，児童又は生徒及びその保護者（学校教育法（昭和22年法律第26号）第16条に規定する保護者をいう。）に，学生にあつては当該学生に通知するとともに，次の各号に定める基準により，法第14条の措置をとらなければならない。

　一　疾病の予防処置を行うこと。

　二　必要な医療を受けるよう指示すること。

　三　必要な検査，予防接種等を受けるよう指示すること。

　四　療養のため必要な期間学校において学習しないよう指導すること。

　五　特別支援学級への編入について指導及び助言を行うこと。

　六　学習又は運動・作業の軽減，停止，変更等を行うこと。

　七　修学旅行，対外運動競技等への参加を制限すること。

　八　机又は腰掛の調整，座席の変更及び学級の編制の適正を図ること。

　九　その他発育，健康状態等に応じて適当な保健指導を行うこと。

2　前項の場合において，結核の有無の検査の結果に基づく措置については，当該健康診断に当たつた学校医その他の医師が別表第一に定める生活規正の面及び医療の面の区分を組み合わせて決定する指導区分に基づいて，とるものとする。

（臨時の健康診断）

第10条 法第13条第2項の健康診断は，次に掲げるような場合で必要があるときに，必要な検査の項目について行うものとする。

一 感染症又は食中毒の発生したとき。

二 風水害等により感染症の発生のおそれのあるとき。

三 夏季における休業日の直前又は直後

四 結核，寄生虫病その他の疾病の有無について検査を行う必要のあるとき。

五 卒業のとき。

（保健調査）

第11条 法第13条の健康診断を的確かつ円滑に実施するため，当該健康診断を行うに当たつては，小学校，中学校，高等学校及び高等専門学校においては全学年において，幼稚園及び大学においては必要と認めるときに，あらかじめ児童生徒等の発育，健康状態等に関する調査を行うものとする。

第3節　職員の健康診断

（時期）

第12条 法第15条第1項の健康診断の時期については，第5条の規定を準用する。この場合において，同条第1項中「六月三十日までに」とあるのは，「学校の設置者が定める適切な時期に」と読み替えるものとする。

（検査の項目）

第13条 法第15条第1項の健康診断における検査の項目は，次のとおりとする。

一 身長，体重及び腹囲

二 視力及び聴力

三 結核の有無

四 血圧

五 尿

六 胃の疾病及び異常の有無

七 貧血検査

八 肝機能検査

九 血中脂質検査

十 血糖検査

十一 心電図検査

十二 その他の疾病及び異常の有無

2 妊娠中の女性職員においては，前項第六号に掲げる検査の項目を除くものとする。

3 第1項各号に掲げる検査の項目のうち，二十歳以上の職員においては第一号の身長を，三十五歳未満の職員及び三十六歳以上四十歳未満の職員，妊娠中の女性職員その他の職員であつて腹囲が内臓脂肪の蓄積を反映していないと診断されたもの，BMI（次の算式により算出した値をいう。以下同じ。）が二十未満である職員並びに自ら腹囲を測定し，その値を申告した職員（BMIが二十二未満である職員に限る。）においては第一号の腹囲を，二十歳未満の職員，二十一歳以上二十五歳未満の職員，二十六歳以上三十歳未満の職員，三十一歳以上三十五歳未満の職員又は三十六歳以上四十歳未満の職員であつて感染症の予防及び感染症の患者に対する医療に関する法律施行令（平成10年政令第420号）第12条第1項第一号又はじん肺法（昭和35年法律第30号）第8条第1項第一号若しくは第三号に掲げる者に該当しないものにおいては第三号に掲げるものを，四十歳未満の職員においては第六号に掲げるものを，三十五歳未満の職員及び三十六歳以上四十歳未満の職員においては第七号から第十一号に掲げるものを，それぞれ検査の項目から除くことができる。

BMI＝体重（kg）/身長（m）^{2}

（方法及び技術的基準）

第14条 法第15条第1項の健康診断の方法及び技術的基準については，次項から第9項までに定めるもののほか，第3条（同条第十号中知能に関する部分を除く。）の規定を準用する。

2 前条第1項第二号の聴力は，千ヘルツ及び四千ヘルツの音に係る検査を行う。ただし，四十五歳未満の職員（三十五歳及び四十歳の職員を除く。）においては，医師が適当と認める方法によつて行うことができる。

3　前条第1項第三号の結核の有無は，胸部エツクス線検査により検査するものとし，胸部エツクス線検査によつて病変の発見された者及びその疑いのある者，結核患者並びに結核発病のおそれがあると診断されている者に対しては，胸部エツクス線検査及び喀痰検査を行い，更に必要に応じ聴診，打診その他必要な検査を行う。

4　前条第1項第四号の血圧は，血圧計を用いて測定するものとする。

5　前条第1項第五号の尿は，尿中の蛋白及び糖について試験紙法により検査する。

6　前条第1項第六号の胃の疾病及び異常の有無は，胃部エツクス線検査その他の医師が適当と認める方法により検査するものとし，癌その他の疾病及び異常の発見に努める。

7　前条第1項第七号の貧血検査は，血色素量及び赤血球数の検査を行う。

8　前条第1項第八号の肝機能検査は，血清グルタミックオキサロアセチックトランスアミナーゼ（GOT），血清グルタミックピルビックトランスアミナーゼ（GPT）及びガンマーグルタミルトランスペプチダーゼ（γ-GTP）の検査を行う。

9　前条第1項第九号の血中脂質検査は，低比重リポ蛋白コレステロール（LDLコレステロール），高比重リポ蛋白コレステロール（HDLコレステロール）及び血清トリグリセライドの量の検査を行う。

（健康診断票）

第15条　学校の設置者は，法第15条第1項の健康診断を行つたときは，第二号様式によつて，職員健康診断票を作成しなければならない。

2　学校の設置者は，当該学校の職員がその管理する学校から他の学校又は幼保連携型認定こども園へ移つた場合においては，その作成に係る当該職員の健康診断票を異動後の学校又は幼保連携型認定こども園の設置者へ送付しなければならない。

3　職員健康診断票は，五年間保存しなければならない。

（事後措置）

第16条　法第15条第1項の健康診断に当たつた医師は，健康に異常があると認めた職員については，検査の結果を総合し，かつ，その職員の職務内容及び勤務の強度を考慮して，別表第二に定める生活規正の面及び医療の面の区分を組み合わせて指導区分を決定するものとする。

2　学校の設置者は，前項の規定により医師が行つた指導区分に基づき，次の基準により，法第16条の措置をとらなければならない。

　「A」　休暇又は休職等の方法で療養のため必要な期間勤務させないこと。

　「B」　勤務場所又は職務の変更，休暇による勤務時間の短縮等の方法で勤務を軽減し，かつ，深夜勤務，超過勤務，休日勤務及び宿日直勤務をさせないこと。

　「C」　超過勤務，休日勤務及び宿日直勤務をさせないか又はこれらの勤務を制限すること。

　「D」　勤務に制限を加えないこと。

　「1」　必要な医療を受けるよう指示すること。

　「2」　必要な検査，予防接種等を受けるよう指示すること。

　「3」　医療又は検査等の措置を必要としないこと。

（臨時の健康診断）

第17条　法第15条第2項の健康診断については，第10条の規定を準用する。

第3章　感染症の予防

（感染症の種類）

第18条　学校において予防すべき感染症の種類は，次のとおりとする。

　一　第一種　エボラ出血熱，クリミア・コンゴ出血熱，痘そう，南米出血熱，ペスト，マールブルグ病，ラッサ熱，急性灰白髄炎，ジフテリア，重症急性呼吸器症候群（病原体がベータコロナウイルス属SARSコロナウイルスであるものに限る。），中東呼吸器症候群（病原体がベータコロナウイルス属MERSコロナウイルスであるものに限る。）及び特定鳥インフルエンザ（感染症の予防及び感染症の患者に対する医療に関する法律（平成10年法律第114号）第6条第3項第六号に規定する特定鳥インフルエンザをいう。次号及び第19条第二号イにおいて同じ。）

　二　第二種　インフルエンザ（特定鳥インフルエンザを除く。），百日咳，麻しん，流行性耳下腺炎，風しん，水痘，咽頭結膜熱，結核及び髄膜炎菌性髄膜炎

　三　第三種　コレラ，細菌性赤痢，腸管出血性大腸菌感染症，腸チフス，パラチフス，流行性角結膜炎，急性出血性結膜炎その他の感染症

２　感染症の予防及び感染症の患者に対する医療に関する法律第６条第７項から第９項までに規定する新型インフルエンザ等感染症，指定感染症及び新感染症は，前項の規定にかかわらず，第一種の感染症とみなす。

（出席停止の期間の基準）

第19条　令第６条第２項の出席停止の期間の基準は，前条の感染症の種類に従い，次のとおりとする。

一　第一種の感染症にかかつた者については，治癒するまで。

二　第二種の感染症（結核及び髄膜炎菌性髄膜炎を除く。）にかかつた者については，次の期間。ただし，病状により学校医その他の医師において感染のおそれがないと認めたときは，この限りでない。

イ　インフルエンザ（特定鳥インフルエンザ及び新型インフルエンザ等感染症を除く。）にあつては，発症した後五日を経過し，かつ，解熱した後二日（幼児にあつては，三日）を経過するまで。

ロ　百日咳にあつては，特有の咳が消失するまで又は五日間の適正な抗菌性物質製剤による治療が終了するまで。

ハ　麻しんにあつては，解熱した後三日を経過するまで。

ニ　流行性耳下腺炎にあつては，耳下腺，顎下腺又は舌下腺の腫脹が発現した後五日を経過し，かつ，全身状態が良好になるまで。

ホ　風しんにあつては，発しんが消失するまで。

ヘ　水痘にあつては，すべての発しんが痂皮化するまで。

ト　咽頭結膜熱にあつては，主要症状が消退した後二日を経過するまで。

三　結核，髄膜炎菌性髄膜炎及び第三種の感染症にかかつた者については，病状により学校医その他の医師において感染のおそれがないと認めるまで。

四　第一種若しくは第二種の感染症患者のある家に居住する者又はこれらの感染症にかかつている疑いがある者については，予防処置の施行の状況その他の事情により学校医その他の医師において感染のおそれがないと認めるまで。

五　第一種又は第二種の感染症が発生した地域から通学する者については，その発生状況により必要と認めたとき，学校医の意見を聞いて適当と認める期間。

六　第一種又は第二種の感染症の流行地を旅行した者については，その状況により必要と認めたとき，学校医の意見を聞いて適当と認める期間。

（出席停止の報告事項）

第20条　令第７条の規定による報告は，次の事項を記載した書面をもつてするものとする。

一　学校の名称

二　出席を停止させた理由及び期間

三　出席停止を指示した年月日

四　出席を停止させた児童生徒等の学年別人員数

五　その他参考となる事項

（感染症の予防に関する細目）

第21条　校長は，学校内において，感染症にかかつており，又はかかつている疑いがある児童生徒等を発見した場合において，必要と認めるときは，学校医に診断させ，法第19条の規定による出席停止の指示をするほか，消毒その他適当な処置をするものとする。

２　校長は，学校内に，感染症の病毒に汚染し，又は汚染した疑いがある物件があるときは，消毒その他適当な処置をするものとする。

３　学校においては，その附近において，第一種又は第二種の感染症が発生したときは，その状況により適当な清潔方法を行うものとする。

参考資料3 ●児童福祉法等の一部を改正する法律（平成28年法律第63号）の概要
（平成28年5月27日成立・6月3日公布）

　全ての児童が健全に育成されるよう，児童虐待について発生予防から自立支援まで一連の対策の更なる強化等を図るため，児童福祉法の理念を明確化するとともに，母子健康包括支援センターの全国展開，市町村及び児童相談所の体制の強化，里親委託の推進等の所要の措置を講ずる。

【改正の概要】
1．児童福祉法の理念の明確化等
（1）児童は，適切な養育を受け，健やかな成長・発達や自立等を保障されること等の権利を有することを明確化する。
（2）国・地方公共団体は，保護者を支援するとともに，家庭と同様の環境における児童の養育を推進するものとする。
（3）国・都道府県・市町村それぞれの役割・責務を明確化する。
（4）親権者は，児童のしつけに際して，監護・教育に必要な範囲を超えて児童を懲戒してはならない旨を明記。

2．児童虐待の発生予防
（1）市町村は，妊娠期から子育て期までの切れ目ない支援を行う母子健康包括支援センターの設置に努めるものとする。
（2）支援を要する妊婦等を把握した医療機関や学校等は，その旨を市町村に情報提供するよう努めるものとする。
（3）国・地方公共団体は，母子保健施策が児童虐待の発生予防・早期発見に資することに留意すべきことを明確化する。

3．児童虐待発生時の迅速・的確な対応
（1）市町村は，児童等に対する必要な支援を行うための拠点の整備に努めるものとする。
（2）市町村が設置する要保護児童対策地域協議会の調整機関について，専門職を配置するものとする。
（3）政令で定める特別区は，児童相談所を設置するものとする。
（4）都道府県は，児童相談所に①児童心理司，②医師又は保健師，③指導・教育担当の児童福祉司を置くとともに，弁護士の配置又はこれに準ずる措置を行うものとする。
（5）児童相談所等から求められた場合に，医療機関や学校等は，被虐待児童等に関する資料等を提供できるものとする。

4．被虐待児童への自立支援
（1）親子関係再構築支援について，施設，里親，市町村，児童相談所などの関係機関等が連携して行うべき旨を明確化する。
（2）都道府県（児童相談所）の業務として，里親の開拓から児童の自立支援までの一貫した里親支援を位置付ける。
（3）養子縁組里親を法定化するとともに，都道府県（児童相談所）の業務として，養子縁組に関する相談・支援を位置付ける。
（4）自立援助ホームについて，22歳の年度末までの間にある大学等就学中の者を対象に追加する。

（検討規定等）
　○施行後速やかに，要保護児童の保護措置に係る手続における裁判所の関与の在り方，特別養子縁組制度の利用促進の在り方を検討する。
　○施行後2年以内に，児童相談所の業務の在り方，要保護児童の通告の在り方，児童福祉業務の従事者の資質向上の方策を検討する。
　○施行後5年を目途として，中核市・特別区が児童相談所を設置できるよう，その設置に係る支援等の必要な措置を講ずる。

【施行期日】
　平成29年4月1日（1，2（3）については公布日，2（2），3（4）（5），4（1）については平成28年10月1日）
出典）厚生労働省資料

参考資料4 ●児童虐待の防止等に関する法律　抜粋

（平成12年5月24日法律第82号　最終改正：令和4年6月17日法律第68号）

（目的）

第1条　この法律は，児童虐待が児童の人権を著しく侵害し，その心身の成長及び人格の形成に重大な影響を与えるとともに，我が国における将来の世代の育成にも懸念を及ぼすことにかんがみ，児童に対する虐待の禁止，児童虐待の予防及び早期発見その他の児童虐待の防止に関する国及び地方公共団体の責務，児童虐待を受けた児童の保護及び自立の支援のための措置等を定めることにより，児童虐待の防止等に関する施策を促進し，もって児童の権利利益の擁護に資することを目的とする。

（児童虐待の定義）

第2条　この法律において，「児童虐待」とは，保護者（親権を行う者，未成年後見人その他の者で，児童を現に監護するものをいう。以下同じ。）がその監護する児童（十八歳に満たない者をいう。以下同じ。）について行う次に掲げる行為をいう。

　一　児童の身体に外傷が生じ，又は生じるおそれのある暴行を加えること。

　二　児童にわいせつな行為をすること又は児童をしてわいせつな行為をさせること。

　三　児童の心身の正常な発達を妨げるような著しい減食又は長時間の放置，保護者以外の同居人による前二号又は次号に掲げる行為と同様の行為の放置その他の保護者としての監護を著しく怠ること。

　四　児童に対する著しい暴言又は著しく拒絶的な対応，児童が同居する家庭における配偶者に対する暴力（配偶者（婚姻の届出をしていないが，事実上婚姻関係と同様の事情にある者を含む。）の身体に対する不法な攻撃であって生命又は身体に危害を及ぼすもの及びこれに準ずる心身に有害な影響を及ぼす言動をいう。）その他の児童に著しい心理的外傷を与える言動を行うこと。

（児童に対する虐待の禁止）

第3条　何人も，児童に対し，虐待をしてはならない。

（国及び地方公共団体の責務等）

第4条　国及び地方公共団体は，児童虐待の予防及び早期発見，迅速かつ適切な児童虐待を受けた児童の保護及び自立の支援（児童虐待を受けた後十八歳となった者に対する自立の支援を含む。第3項及び次条第2項において同じ。）並びに児童虐待を行った保護者に対する親子の再統合の促進への配慮その他の児童虐待を受けた児童が家庭（家庭における養育環境と同様の養育環境及び良好な家庭環境を含む。）で生活するために必要な配慮をした適切な指導及び支援を行うため，関係省庁相互間又は関係地方公共団体相互間，市町村，児童相談所，福祉事務所，配偶者からの暴力の防止及び被害者の保護等に関する法律（平成13年法律第31号）第3条第1項に規定する配偶者暴力相談支援センター（次条第1項において単に「配偶者暴力相談支援センター」という。），学校及び医療機関の間その他関係機関及び民間団体の間の連携の強化，民間団体の支援，医療の提供体制の整備その他児童虐待の防止等のために必要な体制の整備に努めなければならない。

2　国及び地方公共団体は，児童相談所等関係機関の職員及び学校の教職員，児童福祉施設の職員，医師，歯科医師，保健師，助産師，看護師，弁護士その他児童の福祉に職務上関係のある者が児童虐待を早期に発見し，その他児童虐待の防止に寄与することができるよう，研修等必要な措置を講ずるものとする。

3　国及び地方公共団体は，児童虐待を受けた児童の保護及び自立の支援を専門的知識に基づき適切に行うことができるよう，児童相談所等関係機関の職員，学校の教職員，児童福祉施設の職員その他児童虐待を受けた児童の保護及び自立の支援の職務に携わる者の人材の確保及び資質の向上を図るため，研修等必要な措置を講ずるものとする。

4　国及び地方公共団体は，児童虐待の防止に資するため，児童の人権，児童虐待が児童に及ぼす影響，児童虐待に係る通告義務等について必要な広報その他の啓発活動に努めなければならない。

5　国及び地方公共団体は，児童虐待を受けた児童がその心身に著しく重大な被害を受けた事例の分析を行うとともに，児童虐待の予防及び早期発見のための方策，児童虐待を受けた児童のケア並びに児童虐待を行った保護者の指導及び支援のあり方，学校の教職員及び児童福祉施

設の職員が児童虐待の防止に果たすべき役割その他児童虐待の防止等のために必要な事項についての調査研究及び検証を行うものとする。

6　児童相談所の所長は，児童虐待を受けた児童が住所又は居所を当該児童相談所の管轄区域外に移転する場合においては，当該児童の家庭環境その他の環境の変化による影響に鑑み，当該児童及び当該児童虐待を行った保護者について，その移転の前後において指導，助言その他の必要な支援が切れ目なく行われるよう，移転先の住所又は居所を管轄する児童相談所の所長に対し，速やかに必要な情報の提供を行うものとする。この場合において，当該情報の提供を受けた児童相談所長は，児童福祉法（昭和22年法律第164号）第25条の2第1項に規定する要保護児童対策地域協議会が速やかに当該情報の交換を行うことができるための措置その他の緊密な連携を図るために必要な措置を講ずるものとする。

7　児童の親権を行う者は，児童を心身ともに健やかに育成することについて第一義的責任を有するものであって，親権を行うに当たっては，できる限り児童の利益を尊重するよう努めなければならない。

8　何人も，児童の健全な成長のために，家庭（家庭における養育環境と同様の養育環境及び良好な家庭的環境を含む。）及び近隣社会の連帯が求められていることに留意しなければならない。

（児童虐待の早期発見等）

第5条　学校，児童福祉施設，病院その他児童の福祉に業務上関係のある団体及び学校の教職員，児童福祉施設の職員，医師，歯科医師，保健師，助産師，看護師，弁護士その他児童の福祉に職務上関係のある者は，児童虐待を発見しやすい立場にあることを自覚し，児童虐待の早期発見に努めなければならない。

2　前項に規定する者は，児童虐待の予防その他の児童虐待の防止並びに児童虐待を受けた児童の保護及び自立の支援に関する国及び地方公共団体の施策に協力するよう努めなければならない。

3　学校及び児童福祉施設は，児童及び保護者に対して，児童虐待の防止のための教育又は啓発に努めなければならない。

（児童虐待に係る通告）

第6条　児童虐待を受けたと思われる児童を発見した者は，速やかに，これを市町村，都道府県の設置する福祉事務所若しくは児童相談所又は児童委員を介して市町村，都道府県の設置する福祉事務所若しくは児童相談所に通告しなければならない。

2　前項の規定による通告は，児童福祉法（昭和22年法律第164号）第25条第1項の規定による通告とみなして，同法の規定を適用する。

3　刑法（明治40年法律第45号）の秘密漏示罪の規定その他の守秘義務に関する法律の規定は，第1項の規定による通告をする義務の遵守を妨げるものと解釈してはならない。

第7条　市町村，都道府県の設置する福祉事務所又は児童相談所が前条第1項の規定による通告を受けた場合においては，当該通告を受けた市町村，都道府県の設置する福祉事務所又は児童相談所の所長，所員その他の職員及び当該通告を仲介した児童委員は，その職務上知り得た事項であって当該通告をした者を特定させるものを漏らしてはならない。

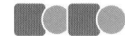

参考資料5 ●食育基本法　抜粋

（平成17年6月17日法律第63号　最終改正：平成27年9月11日法律第66号）

第1章　総則

（目的）

第1条　この法律は，近年における国民の食生活をめぐる環境の変化に伴い，国民が生涯にわたって健全な心身を培い，豊かな人間性をはぐくむための食育を推進することが緊要な課題となっていることにかんがみ，食育に関し，基本理念を定め，及び国，地方公共団体等の責務を明らかにするとともに，食育に関する施策の基本となる事項を定めることにより，食育に関する施策を総合的かつ計画的に推進し，もって現在及び将来にわたる健康で文化的な国民の生活と豊かで活力ある社会の実現に寄与することを目的とする。

（国民の心身の健康の増進と豊かな人間形成）
第2条　食育は，食に関する適切な判断力を養い，生涯にわたって健全な食生活を実現することにより，国民の心身の健康の増進と豊かな人間形成に資することを旨として，行われなければならない。

（食に関する感謝の念と理解）
第3条　食育の推進に当たっては，国民の食生活が，自然の恩恵の上に成り立っており，また，食に関わる人々の様々な活動に支えられていることについて，感謝の念や理解が深まるよう配慮されなければならない。

（食育推進運動の展開）
第4条　食育を推進するための活動は，国民，民間団体等の自発的意思を尊重し，地域の特性に配慮し，地域住民その他の社会を構成する多様な主体の参加と協力を得るものとするとともに，その連携を図りつつ，あまねく全国において展開されなければならない。

（子どもの食育における保護者，教育関係者等の役割）
第5条　食育は，父母その他の保護者にあっては，家庭が食育において重要な役割を有していることを認識するとともに，子どもの教育，保育等を行う者にあっては，教育，保育等における食育の重要性を十分自覚し，積極的に子どもの食育の推進に関する活動に取り組むこととなるよう，行われなければならない。

（食に関する体験活動と食育推進活動の実践）
第6条　食育は，広く国民が家庭，学校，保育所，地域その他のあらゆる機会とあらゆる場所を利用して，食料の生産から消費等に至るまでの食に関する様々な体験活動を行うとともに，自ら食育の推進のための活動を実践することにより，食に関する理解を深めることを旨として，行われなければならない。

（伝統的な食文化，環境と調和した生産等への配意及び農山漁村の活性化と食料自給率の向上への貢献）
第7条　食育は，我が国の伝統のある優れた食文化，地域の特性を生かした食生活，環境と調和のとれた食料の生産とその消費等に配意し，我が国の食料の需要及び供給の状況についての国民の理解を深めるとともに，食料の生産者と消費者との交流等を図ることにより，農山漁村の活性化と我が国の食料自給率の向上に資するよう，推進されなければならない。

（食品の安全性の確保等における食育の役割）
第8条　食育は，食品の安全性が確保され安心して消費できることが健全な食生活の基礎であることにかんがみ，食品の安全性をはじめとする食に関する幅広い情報の提供及びこれについての意見交換が，食に関する知識と理解を深め，国民の適切な食生活の実践に資することを旨として，国際的な連携を図りつつ積極的に行われなければならない。

（国の責務）
第9条　国は，第2条から前条までに定める食育に関する基本理念（以下「基本理念」という。）にのっとり，食育の推進に関する施策を総合的かつ計画的に策定し，及び実施する責務を有する。

（地方公共団体の責務）
第10条　地方公共団体は，基本理念にのっとり，食育の推進に関し，国との連携を図りつつ，その地方公共団体の区域の特性を生かした自主的な施策を策定し，及び実施する責務を有する。

（教育関係者等及び農林漁業者等の責務）
第11条　教育並びに保育，介護その他の社会福祉，医療及び保健（以下「教育等」という。）に関する職務に従事する者並びに教育等に関する関係機関及び関係団体（以下「教育関係者等」という。）は，食に関する関心及び理解の増進に果たすべき重要な役割にかんがみ，基本理念にのっとり，あらゆる機会とあらゆる場所を利用して，積極的に食育を推進するよう努めるとともに，他の者の行う食育の推進に関する活動に協力するよう努めるものとする。
2　農林漁業者及び農林漁業に関する団体（以下「農林漁業者等」という。）は，農林漁業に関する体験活動等が食に関する国民の関心及び理解を増進する上で重要な意義を有することにかんがみ，基本理念にのっとり，農林漁業に関する多様な体験の機会を積極的に提供し，自然の恩恵と食に関わる人々の活動の重要性について，国民の理解が深まるよう努めるとともに，教育関係者等と相互に連携して食育の推進に関する活動を行うよう努めるものとする。

(食品関連事業者等の責務)
第12条 食品の製造,加工,流通,販売又は食事の提供を行う事業者及びその組織する団体（以下「食品関連事業者等」という。）は,基本理念にのっとり,その事業活動に関し,自主的かつ積極的に食育の推進に自ら努めるとともに,国又は地方公共団体が実施する食育の推進に関する施策その他の食育の推進に関する活動に協力するよう努めるものとする。

(国民の責務)
第13条 国民は,家庭,学校,保育所,地域その他の社会のあらゆる分野において,基本理念にのっとり,生涯にわたり健全な食生活の実現に自ら努めるとともに,食育の推進に寄与するよう努めるものとする。

(法制上の措置等)
第14条 政府は,食育の推進に関する施策を実施するため必要な法制上又は財政上の措置その他の措置を講じなければならない。

(年次報告)
第15条 政府は,毎年,国会に,政府が食育の推進に関して講じた施策に関する報告書を提出しなければならない。

参考資料6 ● アレルギー症状への対応の手順
（環境再生保全機構：食物アレルギー緊急時対応マニュアル,2021）

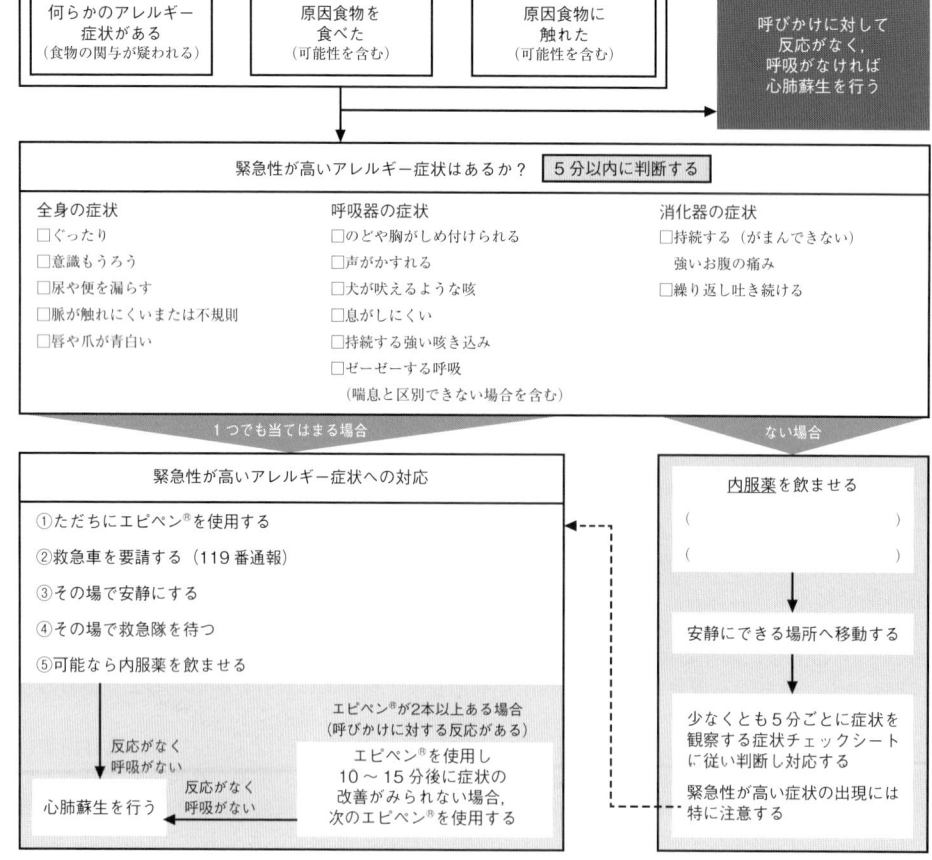

参考資料7 ●子どもの保育保健に関連するWebサイト

〈官公庁〉
・厚生労働省　https://www.mhlw.go.jp/
〈ガイドラインなど〉
・保育所におけるアレルギー対応ガイドライン（2019年改訂版）—厚生労働省　https://www.mhlw.go.jp/content/000511242.pdf
・保育所におけるアレルギー対応ガイドラインQ＆A　https://www.mhlw.go.jp/bunya/kodomo/pdf/hoiku04.pdf
・保育所における食事の提供ガイドライン　https://www.mhlw.go.jp/bunya/kodomo/pdf/shokujiguide.pdf
・2018改訂版　保育所における感染症対策ガイドライン（2022年10月一部改訂）　https://www.mhlw.go.jp/content/001071861.pdf
・授乳・離乳の支援ガイド　https://www.mhlw.go.jp/content/11908000/000496257.pdf
〈事故と病気関連〉
・国民生活センター　子どもの事故　https://www.kokusen.go.jp/soudan_now/data/kodomo_jiko.html
・こどもの救急　http://kodomo-qq.jp/
・小児救急電話相談　＃8000　https://www.mhlw.go.jp/topics/2006/10/tp1010-3.html
・Safe Kids Japan　https://safekidsjapan.org/
・子どもの危険回避研究所　https://www.kiken-kaihi.org/
・日本中毒情報センター　https://www.j-poison-ic.jp/
・東京都こども医療ガイド　https://www.guide.metro.tokyo.lg.jp/
・国立感染症研究所感染症疫学センター　https://www.niid.go.jp/niid/ja/from-idsc.html
・日本アレルギー協会　https://www.jaanet.org/
・赤ちゃん＆子育てインフォ　https://www.mcfh.or.jp/
〈その他保育関連団体等〉
・日本保育園保健協議会　https://www.nhhk.net/
・全国保育士会　https://www.z-hoikushikai.com/
・日本保育協会　https://www.nippo.or.jp/
・日本小児保健協会　https://www.jschild.or.jp/
・健やか親子21　https://sukoyaka21.cfa.go.jp/
・Child Research Net　https://www.childresearch.net/
・日本ユニセフ協会　https://www.unicef.or.jp/
・「早寝早起き朝ごはん」全国協議会　https://www.hayanehayaoki.jp/
・恩賜財団母子愛育会　https://www.boshiaiikukai.jp/
・子どもの虐待防止センター　https://www.ccap.or.jp/
・全国病児保育協議会　https://www.byoujihoiku.net/
・全国重症心身障害児（者）を守る会　https://www.mamorukai.jp/
・全国心臓病の子どもを守る会　https://www.heart-mamoru.jp/
・日本筋ジストロフィー協会　https://www.jmda.or.jp/
・日本自閉症協会　https://www.autism.or.jp/
・全国心身障害児福祉財団　https://www.shougaiji-zaidan.or.jp/

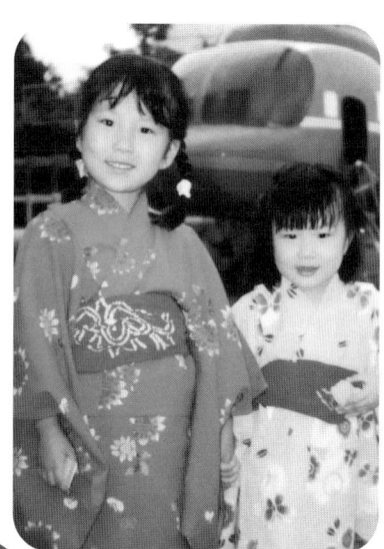

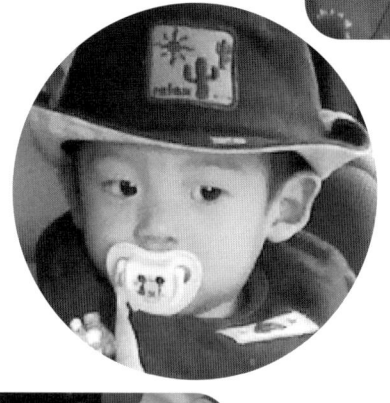

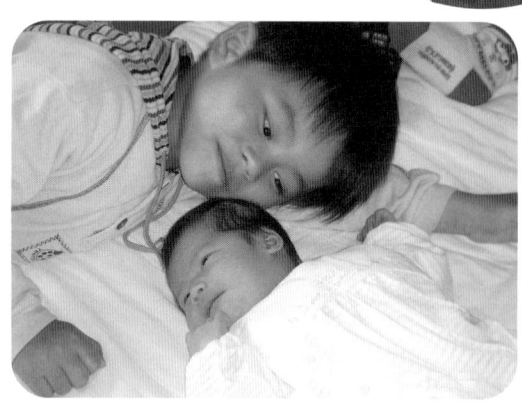

さくいん

〔編著者〕

堀　　浩　樹　　三重大学大学院医学系研究科　教授

梶　　美　保　　元皇學館大学教育学部　准教授

〔著　者〕（五十音順）

宇　都　弘　美　　鹿児島女子短期大学　教授

梅　本　正　和　　うめもとこどもクリニック　院長

遠　藤　幸　子　　日本赤十字豊田看護大学小児看護学　講師

高　岡　光　江　　東海学院大学短期大学部　准教授

長　倉　里　加　　高田短期大学　教授

山　川　紀　子　　済生会明和病院なでしこ　施設長

保育を学ぶ人のための
子どもの保健〔第2版〕

2019年（平成31年）2月20日　初版発行～第3刷
2023年（令和5年）12月20日　第2版発行

編著者　　堀　　浩　樹
　　　　　梶　　美　保

発行者　　筑　紫　和　男

発行所　　株式会社 建　帛　社
　　　　　　　　　KENPAKUSHA

〒112-0011　東京都文京区千石4丁目2番15号
電　話（03）3944－2611
FAX（03）3946－4377
https://www.kenpakusha.co.jp/

ISBN 978-4-7679-5146-1　C3047　　　　　　壮光舎印刷／田部井手帳
©堀浩樹，梶美保ほか，2019，2023.　　　　Printed in Japan
（定価はカバーに表示してあります）

本書の複製権・翻訳権・上映権・公衆送信権等は株式会社建帛社が保有します。
JCOPY〈出版者著作権管理機構　委託出版物〉
本書の無断複製は著作権法上での例外を除き禁じられています。複製される
場合は，そのつど事前に，出版者著作権管理機構（TEL 03-5244-5088，
FAX 03-5244-5089，e-mail：info@jcopy.or.jp）の許諾を得て下さい。